健康長寿の道を歩んで

小澤利男
Ozawa Toshio

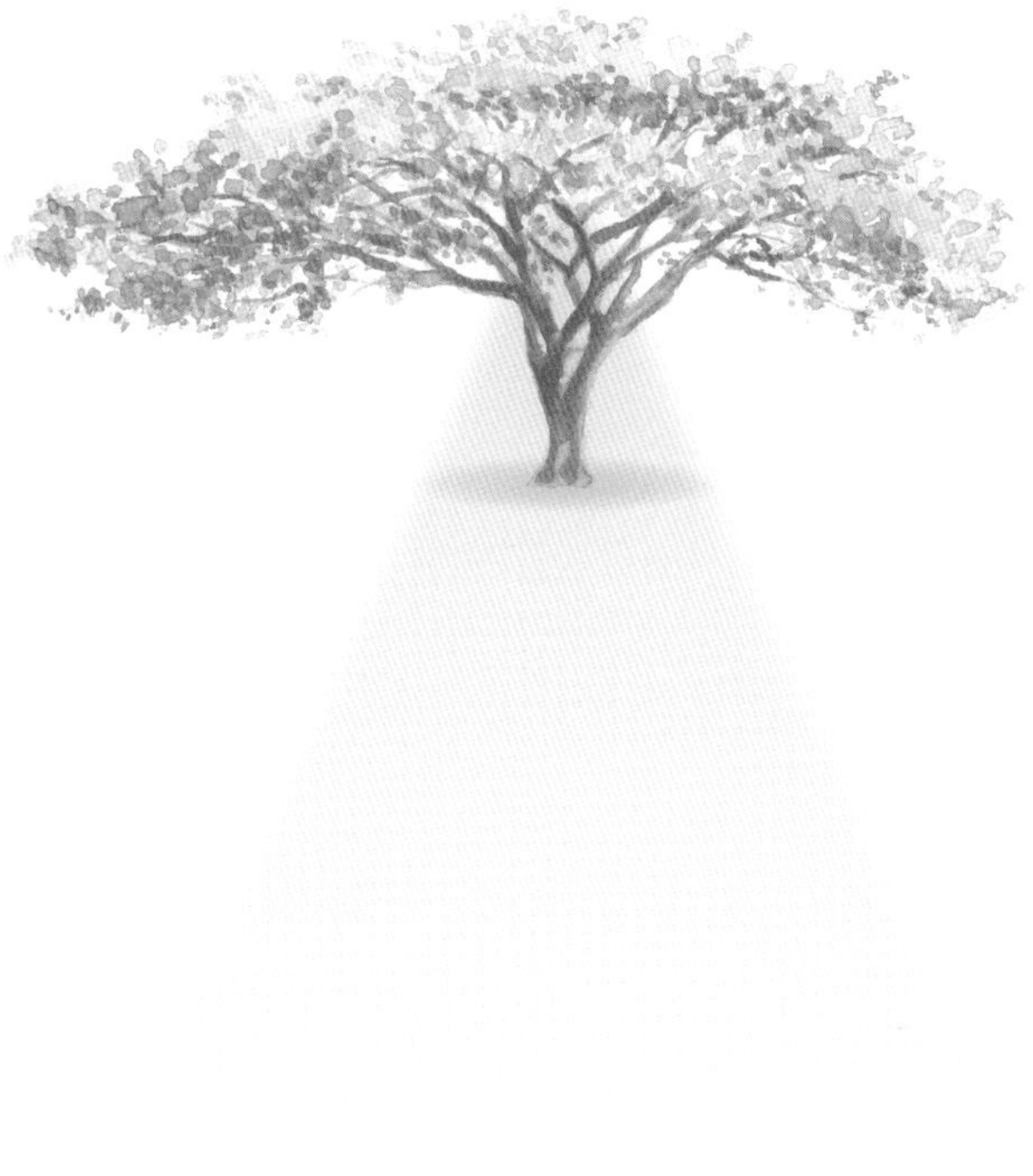

幻冬舎MC

健康長寿の道を歩んで

はじめに

私は老年内科医です。老年内科医とは何か、聞きなれないと思う人もいるでしょう。

我が国の総合病院では、老年内科という外来をおいているところは稀です。老年医学を教育している医科大学も、半数にみたないのが現状です。

一方、我が国の六十五歳以上の老年人口は二十八パーセントと世界首位であり、平均寿命も男性八十一歳、女性八十七歳と世界のトップクラスにあります。高齢者の不安感をアンケートで見ると、健康・病気あるいは要介護となることが、常に最上位を占めています。老年医学教育の必要性は高く、老年内科診療を地域病院におくべきと思っています。

東大医学部に老年病学講座が設置されたのは、一九六二（昭和三七）年です。それは我が国で初めての老化・老年病を対象とする必修の臨床医学講座でした。診療科は老人科としました。現在は老年病科となっていますが、厚生労働省が正式に診療科としてみとめたのは老年内科です。

私は東大老年病科創設のころに教室員となりました。助手、講師、助教授と十六年間在籍し、その後高知医科大学（現高知大学医学部）老年病科教授を十二年間務め、平成二年から四年間、東京都老人医療センター（現東京都健康長寿医療センター）の病院長を四年間務めました。こうして三十二年間、老年医学教育、研究と医療に携わってきました。

私は現在九十二歳、すでに診療の第一線から引退しています。しかし高齢になるにともない、自分自身が老化と老年病の渦中にあることを痛感しています。健康長寿は予防老年医学であり、また予防老年学でもあります。老年病を予防し老化を制御することを実践し、人々にも示すことが自分の使命であると思うようになりました。本書はこうした動機で書かれたものです。

私は二〇一九（令和元）年五月に、『健康長寿を先人に学ぶ』（幻冬舎メディアコンサルティング）という著作を刊行しました。そのなかで健康長寿にはその人その人の生き方、心の問題が重要であると指摘しました。

九十歳まで健康を維持することは、かなり個別的な問題があります。先人にはとても及びませんが、私も同様にして老年内科医としての自分のこれまでの生き方を顧みてみました。

本書は私自身がこれまで歩んできた経験を書いた自分史です。キーワードは健康長寿です。その道はいかなるものかを考えました。自分の経験を語りながらそれを健康長寿につなげることが本書の目的です。

本書を読まれる方は、これを一老年内科医の回想による自分史と思ってください。良く長生きするのに役立つことが必ずあると信じています。

目次

第二章　健康長寿のための医学・医療　29

第一章　健康長寿の医師になるまでの自分史

臨床心理学者の河合隼雄が、生きるとは自分の物語を作ることだ、と言っています。

九十二歳まで老年内科医として生きてきたこの物語を、記憶をたよりに私も残しておきたいと思っています。そこでまず自分の略歴から語ることにしました。

一・私の生い立ち

私は一九二九（昭和四）年三月十三日に、杉並区荻窪で生まれました。その頃の荻窪は、東京の郊外で杉並区のほぼ中心にありました。育ったのは、駅の南口から三分という交通至便なところでした。周りにはまだ空き地が多く、子供にとって格好の遊び場でした。

私の家系では、父方は徳川の士族でした。父は早くに父親を失い、牧師として知られる田村直臣の経営する自営館の学僕となり、後に巣鴨教会の長老となりました。早稲田大学商学部を卒業し、会計を専門として会社勤めをしました。真面目で勉強熱心でした。

母は、北海道松前出身で、負けん気が強いが人にやさしく、向学の志があって上京しましたが、父と結婚することになりました。

兄弟姉妹は七名ですが、長兄が夭折したので、実際は六名です。上に姉、兄、下に弟、妹二名がありました。両親は大変教育熱心で、子供を四谷にあった東京最古の番町小学校に入学させました。番町小学校は進学校としても知られ、ここから府立一中（現日比谷高校）や府立四中（現戸山高校）に進み、さらに一高から東大へ入学するのが、エリート社会人として知られるコースでした。

当時の学制は現在と違い、小学校を卒業すると中学の入学試験がありました。東京府立、東京市立が公立で、府立一中、四中の入学試験が難関でした。中学は通常は五年で、その後は高等学校、専門学校への進学制度があり、第一高等学校（一高）、第三高等学校（三高）が難関でした。三年のコースを経て、大学三年（医学部は四年）に進学しますが、東大や京大の入学試験にもパスする必要がありました。現在のように中学校は義務制ではないので、小学校卒業後は進学のたびに入学試験を受ける必要がありました。また陸海軍の進学制度もあり、陸軍幼年学校は中等学校程度、陸軍士官学校、海軍兵学校は高校程度の難関でした。他にも経理学校などがありました。

私の兄と弟は府立四中に進学しましたが、私の卒業時に限って試験的に入学試験が廃止され、内申書と面接ということになりました。私は算術（数学）と国語は得意でしたが、担任の先生との折り合いが悪く、府立四中は落第、次に受けた麻布中学も落第となりました。入学試験がなかったのは、私の卒業年だけでしたので、不運でした。

仕方がなく、私学の夜学に通いましたが、幸いに一学期終了後、新設の城北中学（現在の城北中高校）に編入試験があり、それに合格して中学生となりました。

だがこの中学は、校舎もなく、後に板橋に新設されましたが、当時は市ヶ谷の予備校に間借りをしているような状況でした。

一方、当時は軍国主義華やかな時代で、多くの志ある生徒にとっては、陸軍幼年学校が憧れの的でした。入学試験は難関で、三十倍ともいわれました。中学一年か二年の学業終了が入学資格でした。私は中学一年でしかも三月生まれの最年少でしたが、とにかく挑戦してみました。他の学科は未知でしたが、算術はやさしいと思いました。そして図らずも、昭和十七年三月十日、名古屋陸軍幼年学校合格の電報が届いたのです。やっと誰もが憧れる幼年学校に入れるのだ、その喜びは何ものにも代えがたいものがありました。

二・名古屋陸軍幼年学校

それは人生の大きな転機となりました。昭和十七年四月、満十三歳となって間もなく、名古屋陸軍幼年学校に入学、ここから私の人生はがらりと変わったのです。

四月一日、入学式の際、着けていた私物は両親が持って帰り、足の先から頭まで、幼年学校の制服着用となりました。すべての行動が、幼年学校生徒として始まりました。起床から消灯まで、ラッパの合図によって規律正しく行動します。

午前中は学科、午後は術科です。学科は中学とほぼ同じですが、術科は教練、剣道、柔道、銃剣道、体操、射撃、滑空（初期グライダー）など、さまざまです。私は最年少で背丈が低く、術科で同期生についていくのが苦労でした。しかし一学期を終わる頃になって、何とか共に生活できるようになりました。

陸軍幼年学校というのは、陸軍将校養成のエリートコースの始まりに当たります。そこでは人間形成が何よりも重視されています。仙台、東京、名古屋、大阪、広島、熊本の六カ所にあり、それぞれ仙幼、東幼、名幼と呼ばれていました。明治三十年に設立され、私たちは四十六期に当たります。当時の定員は、各校百五十名で、五十名ずつの三訓育班に分かれ、各訓育班を大尉か少佐の生徒監が責任を以て教育を担当します。また班長として下士官二名がつき、さらに模範生徒といわれる三学年生徒が、入学時から一学期、十名にひとりついて直接指導にあたります。教育体制は至れり尽くせりでした。

一方自分のことは自分でしなければなりません。靴下の綻び、衣服の整頓（羊羹のように四角にきちんと畳む）、指に脂をつけての靴磨き、泡の出ない石鹸による洗濯、正しい脚絆の巻き方など、誰も手助けをしてくれないのです。

幼年学校での語学は学校により異なり、英語、ロシア語、ドイツ語、フランス語のうち、二か国語が割り当てられます。名幼はドイツ語とフランス語で、私はドイツ語を学びました。

幼年学校は人格養成が主眼であり、軍人勅諭が基本にあります。御真影はなく、君が代を歌わされたこともなく、国旗掲揚もありませんでした。私的制裁は固く禁じられており、いじめもありません。すべての生徒が毎週、輪番制で、代わるがわるに取締生徒に任ぜられます。取締生徒は上官であり、その命令には服従することになります。訓育班五十名はこうして寄宿を共にし、厚い友情で結ばれます。

さまざまな行事がありました。春には現地訓練（修学旅行）、夏は遊泳演習ですべての生徒が数キロメートルの遠泳ができるようになります。夏の山地訓練では、島々から徳本峠を越えて上高地に達し、焼岳に登りました。帰途も島々まで三十六キロメートルを歩きました。秋には豊橋の高師ヶ原で野営演習があり、冬にはスキー訓練もあり、スキーの基本を教えられました。

その他の行事としては、寒稽古、運動会、相撲大会、秋季演習、兎狩りなどがあり、度々、映画を見る機会もあって、「姿三四郎」と「無法松の一生」が記憶にあります。さらに昭和十八年七月には、東条英機首相の視察がありました。

一方、昭和十九年六月十七日には井口基成（ピアノ）、巌本真理（バイオリン）、斎藤秀雄（チェロ）の黄金トリオが名幼を訪れ、生のクラシック音楽を聞かせていただきました。これは同じ上野音楽学校出身の田村範一教官の斡旋によるものでした。曲目は覚えていませんが、ベートーベンのピアノ協奏曲かチゴイネルワイゼンがあったような気がします。ハーフの巌本真理の端正な美しい顔と黒っぽいドレスが印象に残っています。幼年学校の情操教育の一環でありますが、一般社会では決してできないイベントのように思います。

午前の学科は、中学と同じですが、私がとくに好きだったのはドイツ語の中澤武雄教官でした。それは単なる語学ではなく、ドイツ文化についていろいろと教えられました。ゲーテ、ハイネ、シューベルトなどの歌曲を反復して歌わせられました。こうして「菩提樹」「魔王」「二人の擲弾兵」「辻音楽師」などの歌曲を、全員がドイツ語で歌えるようになりました。

過去は、何事も美化されて、その一部が記憶に残りますが、それでも幼年学校三年間の教育は、人格の養成に貴重なものだと思います。戦時下で中学生が勤労動員で働いているとき、こうして現在でも見られない超一流の教育を受けたのです。十三歳から十六歳までの多感な少年期の人間形成には、この上なく恵まれていました。それが後の健康長寿につながっているのです。

それは、自立、規律、運動、死生観などです。

自立：高齢者では、自分のことはすべて自分でするという気持ちを持つことが大事です。老化の進行とともに、さまざまな病気や障害でケアを要することになりますが、要介護の時期をできるだけ短くすること、それが健康長寿の根幹となります。

規律：幼年学校では起床から就寝まで、時刻ごとの規則正しい生活を送りました。それを高齢者でも実践すべきです。私は、起床は午前六時、就床は午後十時にしています。年金暮らしでとくに仕事はありませんが、日常生活も時刻で決めています。

運動：高齢者では、体を動かすことが大事です。運動習慣は万病薬としての効能があるといわれます。

運動の基本は、体操です。名幼では、玉川大学からインストラクターを招請し、デンマーク体操を生活にとり入れました。それは体全体を律動的に動かす有酸素運動で、ラジオ体操やテレビ体操に近いものです。毎日行ってきたので、自然に身についたものになりました。今でも、朝、起床時から四十分、この体操をとり入れた自己流の体操を行っています。

歩くことが、高齢者では重視されています。ただウォーキングはなかなか習慣とはなりにくいものです。ところが幼年学校では何があってもすぐ行軍でした。長く歩くことは当たり前のことで苦になりません。しかし世間ではウォーキングに馴染めない人がたくさんいます。

死生観：軍人は死ぬことを、恐れてはなりません。戦局がきびしくなると、名幼でも鈴木鉄三校長閣下はじめ数名の生徒監が比島へ、沖縄へと出征され、すべて還らぬ人となりました。それは無言の教えでした。軍人の最期は潔くあるべきです。

先の戦争は無謀でした。三百万人の惨めな死がありました。昭和二十年三月十日の東京大空襲では、一夜にして東京は焦土となり、十万の人たちが死亡しました。

平和な世の中になって、平均寿命が八十歳を超えても、延命治療を望み、何歳までも長生きするのは、戦時中に亡くなった多くの人たちに申し訳ない気持ちがあります。

以上を要約すると、幼年学校三年間の生活は私の健康長寿に大きな影響を与えてくれました。とくに自立が大切です。高齢者がどんな状況にあっても屈することなく、自分自身の道を開拓する勇気を身につけるようになったと思います。

三．敗戦から旧制高等学校へ

一九四〇年四月、埼玉県朝霞の陸軍予科士官学校に入校しました。ここで中学四年または五年から入学した多くの生徒と生活を共にすることになります。数としては中学出の方が圧倒的に多いのですが、陸幼出身者はエリートとしての誇りがあり、制裁などがあったようです。

その頃は戦局が日に日にわが方に不利となり、予科士官学校も爆撃を受けました。日本の主要な都市は、焼夷弾により焦土に変わっていきました。陸士での生活は、人数が多いだけに味気ないものでした。食事は、高粱による赤い主食で、栄養も不足していました。

　何よりも悩まされたのは、寝室における蚤の襲来でした。私は蚤に弱く、喰われると赤く腫れるのです。浴槽に熱湯を沸かし、毛布をそのなかに入れての蚤退治がありましたが、何の効果もありませんでした。私はその後、航空士官学校の適性試験を受け合格していましたが、早く特攻隊に志願して国に報いたいと思っていました。

　昭和二十年八月十五日の暑い日、天皇陛下の玉音放送を校庭で聞かされました。ガーガー言って、よく聞き取れませんでしたが、何となく敗戦を知りました。呆然自失ということで、帰室後しばらくは誰も口をききませんでした。どうしてよいか分からなかったのです。それは上司の区隊長、中隊長も同じです。ことに当時の陸士の校長は、インパール作戦で多数の兵士を犠牲にした牟田口廉也でした。

　希望に燃えた幼年学校三年間の生活は、こうして消え去りました。しかし私はほっとした気持ちもありました。これで蚤の襲来からの生活が終わるのだ、両親と兄弟姉妹とまた一緒に暮らせる喜びがありました。私の家は戦災に遭うことなく、会社勤めの父の収入は安定していました。実際、私ほど恵まれたものはいなかったと思います。

　終戦とともにたくさんの陸軍、海軍の生徒が世間に戻りました。旧制の高等学校への編入試験があり、内申書と簡単な語学、面接などで私はまたしても落第しました。しかし落第してよかったと思いました。名幼や陸士では自習時間は決められていましたが、戦後は、自分の好きなように勉強できます。何より英語力が不足していました。私は予備校に行ったり、個人指導なども受け、猛烈に勉強しました。その甲斐あって東京高等学校と成蹊高等学校に合格しました。東京高等学校は公立ですが、その合格番号は原爆のドームのような焼け落ちた建物の壁に貼ってありました。とてもこんなところでは落ち着いて勉強できないと思い、私立の旧制成蹊高校理科乙類に入学しました。

緑濃いけやき並木の正面にチョコレート色の校舎を見たとき、ここで落ち着いて学問に励むという幸せを感じました。昭和二十一年四月のことです。

旧制高校では、理科は甲（理工系）と乙（医生物系）に大別されていました。私は理工系が好きでしたが、名幼で三年間ドイツ語を習ったこと、手先が不器用で図学が嫌いだったことで理乙に決めました。

四．旧制成蹊高等学校

旧制成蹊高校の教授陣は、非常にすぐれた方が多かったように思います。実験施設も充実していました。おそらくこの教授陣容は、当時では日本一ではなかったかと思います。制度が変わって成蹊大学が発足しましたが、多くの教授が東大あるいは京大の教授に就任し、成蹊を去っていきました。

ドイツ語、英語、数学、物理、化学、植物、動物、社会学など、すべての学科に興味がありました。なかでも物理学はニュートンの力学に始まり、アインシュタインの相対性理論に終わるという感じで、分からないながらも惹きつけるものがありました。また社会学担当の猪木正道教授は、歯切れのよい調子でソビエト革命史を講義されました。新制となって京大教授となり、その後は防衛大学学長に就任されています。

高校とともに、当時、私が幸いに思ったことは、読書に専念できたことでした。私の家は、一階に部屋が四間と板の間、応接間があり、二階は三間と板の間があって庭も広く、母はいつも下宿人をおいて副業としていました。洋間の応接間は、父の居室で多くの蔵書がありました。冨山房の百科事典はじめ、漱石、トルストイ、有島武郎、厨川白村などの全集があり、また日本文学全集、世界文学全集がありました。

当時はテレビがなく、携帯ラジオもありませんでした。これが幸いして、毎日むさぼるように本を読みました。このなかで漱石、鷗外は傑出しており、さらに谷崎、芥川、荷風の作品が好きでした。外国物では、ゲーテの作品は成蹊の図書館で借りて、主だった小説はほとんど読みました。その他はツルゲーネフ、トルストイ、モーパッサン、ドストエフスキーなどに興味を持ちました。トルストイの『戦争と平和』、『アンナカレーニナ』、『復活』の三部作を読み、とくに『戦争と平和』に感銘を覚えました。

私が感銘を受けたのは、漱石、鷗外で、とくに鷗外は東大医学部の先輩であり、その簡潔で、内容の濃い名文に魅了され、その作品はほとんど読んできました。

こうして旧制高校三年間、学問と読書三昧で教養を深めたことは、また健康長寿に大きく寄与したと思っています。

学ぶこと、広い視野で物事を見ること、何事にも興味を持つこと、これらは高齢期には重要です。退職して何もすることがないというのは、精神の貧困を表すものです。

私は若い頃は、岩波文庫を片端から読みましたが、現在はブルーバックスで自然科学に親しんでいます。科学リテラシーということが、現代に生きる人たちには必要なことなのです。若いときオパーリンの『生命の起源』という本を読み、感銘を受けました。

要約すると、旧制高校では教養が培われたと思います。心が耕されたのです。広く学ぶということの重要性を知りました。

五．東京大学医学部

旧制高校三年を終了すれば、自分がどういう職業に就くかを選択しなければなりません。私は、数学、物理、化学などに興味を持っていたので、理工系の学部に進学したいと思いました。しかし兄と弟が技術者として生きる希望があり、共に東大工学部に進学しました。また母からも一人くらいは医師になれとすすめられたので、東大医学部に進学することにしました。

東大の赤門を入って、真っすぐ銀杏並木に沿って歩くと、正面に医学部本館があります。東大医学部は我が国最古の官立大学で、現在も医学・医療の中心的存在です。

だが入学してまず辟易したのが、解剖学の講義でした。とにかく人体臓器の名称を暗記しなければなりません。臓器には細かなところまでラテン語の名称がついています。そのため、はじめにラテン語の手ほどきがありました。講義は大きな図譜を吊るして、砂をかむような骨の講義から始まります。そして二人に一体の解剖実習に移ってようやく学問らしくなります。顕微鏡での観察で、まだ目にしたことのない組織、細胞の微視的世界が広がってきます。

基礎医学が終わって、臨床医学総論になると、教授が原稿を読み、学生がそれをノートするという講義が始まります。これが退屈で意味がなく、一時間半の間、大抵の学生は居眠りをしていました。一方、米国の医学生は、基礎医学を終えると、すぐに病院勤務となり、患者を診ながら直接指導を受けることになるので、卒業時には医師として患者を診る能力が身につくようになります。

我が国のインターン制度は、米国からの勧告で導入されたシステムで、自ら開発されたものではありませんでした。病院にとってインターンはお荷物のような存在で、無給で雑用をさせられました。インターンの時期には閑だから、本郷で麻雀をしている学生がたくさんいました。

要するにドイツ医学教育システムから圧倒的な勢いで流入してきた米英の医学・医療に対応できず、「日本の医学教育をどうすべきか」という基本的構想を全く欠いていたのです。

その象徴が学生から起こった一九六八年のインターン廃止運動で、学生のストライキと団体交渉で始まりました。しかし教授会は交渉で医局に座り込んだ学生に、処罰を以て対抗しました。そのなかに当日不在であった学生の氏名があり、紛争は一気に拡大していきました。

インターンを終了し、医師国家試験に合格すると、自分が今後どのような診療科に進むかの選択に迫られます。

六．冲中内科（第三内科）に入局し、冲中重雄教授に師事

私は第三内科に入局し、冲中重雄教授に師事することにしました。冲中教授の臨床講義は斬新で、他の教授に比し一頭地を抜いたものがありました。

臨床講義は階段教室で行われます。その一番下にベッドに臥床する患者がいます。まず教授が病歴を読み上げ、その間に四人の当番学生が患者を診察します。その後、診察結果をめぐって教授と学生が言葉を交わします。このやりとりを、学生たちは息をこらして聞き入ります。それから始まる講義はきわめて論理的で、教科書にない新しさがありました。神経疾患は冲中教授の得意とするところで、多発性硬化症、肝脳疾患、ウィルソン病など、まだその病態生理が知られていない病気を対象として、諄々と講義を続けます。それは、学生が必死にノートをとるほどの名講義でした。『冲中教授臨床講義集』という本も出版されました。

冲中教授は、講義の前日にはほとんど教授室に泊まり込みで準備に当たり、早朝に患者を診察して受持ちに疑問を質しました。受持ちも臨床講義に当たると、懸命に勉強して病歴に記載しました。

冲中重雄先生は、私の恩師です。臨床の第一歩を先生の指導で始められたことは、私にとっては無上の幸いでした。私が先生から学んだことは、あまりにも大きいのでここに少し長くなりますが、紹介させていただきます。

先生は一九〇二年、金澤のお生まれです。ご尊父、太田米丸は一兵卒として西南戦争に参加し、日清、日露の戦役を経て鍛え上げられた軍人で、最終的には大佐まで昇進しました。曲がったことが大嫌いで、

地位が上がっても届け物などは一切拒否されました。先生はこの父の性格を受け継いだと言われています。先生の同朋は十一名で、長男は父の跡を継ぎ陸軍中将となり、先生も幼年学校に進学し、陸軍軍人となることが期待されていました。

ところが十四歳のとき、姻戚関係にあった姫路の開業医、冲中磐根の養子となり、その長女智（さとる）との縁組が決まり、名前も冲中重雄となりました。それは軍人から医師へという人生行路の大きな転換でした。こうして一高から東大医学部に進学し、卒業後は第二内科に入局されました。

第二内科の呉　建教授は天才肌の研究者で、その自律神経研究は国際的にも名が知られていました。だがその研究のきびしさに教室員は皆、恐れをなしていました。ひとり冲中先生は、どんな無理な命令にも屈することがありませんでした。入局して三年、教授のお供で第一回国際神経内科学会に同行し、世界の名だたる学者に呉教授から紹介され、サインを扇子に記していただいています。不幸にして呉教授は五十六歳で、心筋梗塞で亡くなりました。

冲中先生は、寸陰を惜しんで、研究に励みました。生活費は養父からの仕送り百円でまかなっていましたが、それでは申し訳ないので一高の校医となり、そこからの百円で計二百円としました。ただ本代二十円は、常に確保されていました。昭和十三年には、養父が亡くなり、仕送りもなくなりました。その後、助教授に昇進して、はじめて公務員として経済的に独立しました。しかし、毎日の精進はいささかも怠ることなく、入局後の十年間というもの、日曜・祭日といえどもほとんど休みをとったことがありませんでした。自分の時間を大切にして勉学に励み、他からの往診、付き合いなどは一切断られました。変わり者と見られたこともありますが、そのうち第二内科に冲中ありといわれ、自律神経研究の呉　建教授の衣鉢を継ぐものは、冲中だと広く名を知られるようになりました。

先生にとって晴天の霹靂ともいうべきことは、第二内科の助教授から第三内科の教授に就任したことです。当時、第三内科教授の新しい教授選出に当たって、今まで通りの決まった三名の候補でよいかという動議が教授会から起こり、新たに二名が追加されました。そのなかに冲中の氏名があり、投票の結果、先生が圧倒的多数で選抜されたのです。四十四歳の若さでした。

先生は第三内科でも、あたたかく迎えられました。先生はここで三つの目標を立てられました。研究では今までと同じ自律神経研究に一層精進すること、講義には決して手を抜かないこと、第三に臨床能力を高めることにありました。こうして第三内科の発展に全力を尽くされました。

冲中先生は若くして禿頭になりましたが、長身ですらりとして姿勢がよく、スポーツでは野球が得意で、アンダースローの投手として活躍したことがあります。

仕事についてはきびしく、回診では前日から皆、周到な準備をしました。診察は頭から足の先まで、流れるような打聴診を示し、時には米国から導入された眼底鏡を使われて網膜変化をご覧になりました。受持ちに不備な点があると、鋭く指摘されました。

しかし患者にはやさしく、穏やかな目で説明をし、安心感を与えるようにつとめていました。我々医局員に対しても思いやりがあり、ぬくもりを感じさせ、謙虚で話し好きであり、誰もが認める人格者でした。

冲中先生は一口で言うと、イノベーターです。現状に満足せず、常によりよいものに変革しようという意欲がありました。それがあらゆる点にあらわれていました。

その主だった業績を以下に述べます。

●剖検重視。亡くなった後、剖検を行うことは、死因を明らかにして臨床を反省することになります。

画像診断が全くなかった当時、先生は徹底して剖検にこだわり、どんなに忙しいときでも剖検に立ち会うようにしました。先生の在任中の剖検率は、平均八十六パーセントでしたが、これは世界的に見ても高率でした。

●東大病院は内科が第一、第二、第三、物療内科と四つありましたが、先生はこれを統一して臓器別専門化を図ろうとされました。だが時期尚早で実現せず、第三内科のみで専門化を図りました。

●医学部学生が卒業までに患者を診る機会のないのを憂え、ベッドサイドティーチングを取り入れて、学生が直接、患者を診るシステムを導入されました。

●在任中に、神経内科学と老年病学の講座を新設しました。神経内科は、それまで精神神経科として精神科に入れられていました。一方、外国では早くから独立して実績を上げていました。先生は我が国における神経科の独立を広く訴え、神経内科の学会を創設しました。これは臨床医学において大変画期的な実績でした。

●先生は内科医の能力向上のため、内科学専門医の資格を主張されました。これは後に内科専門医、認定医という学会の資格導入に発展しました。

●学会発表では、症例報告でも必ず予行をさせてきびしく評価しました。春の学会シーズンでは、内科講堂を借り切ってすべての発表の予行を行い、先生ご自身も内科学会の一般演題で発表されました。

●先生のライフワークとなる研究は、恩師である呉健教授の衣鉢を継ぐ自律神経であり、専門分化が進む各研究室でも、自律神経の研究を奨励されました。やがてその業績は学士院賞恩賜賞につながり、文化勲章を授与されることになりました。

●先生の最終講義は、八百二十四回目の臨床講義となっています。その表題は「内科臨床と剖検による批判」というもので、大変含蓄があり感銘を受けました。そのなかで先生は、十六年間在職中の誤診率は十四パーセントだと言われました。これが一般に知られることとなり、医師はその低いのに感嘆しましたが、患者の方はその高いのに驚いたそうです。

先生は最期に「書かれた医学は過去の医学であり、目前に悩む患者の中に明日の医学の教科書の中味がある」という名言を述べられました。

六十歳で定年となり、以後虎の門病院院長に就任されました。ここに勤務する内科医師はほとんどが第三内科出身で、医療レベルは最高でした。先生はさらに川崎溝の口に「回復期・慢性疾患治療センター」を設立されました。そこでは外来は行わず、本院で治療を受け、回復途上期にある患者、リハビリテーション訓練を要するものなどが対象となります。急性期と慢性期とをこうして分けて医療の一貫性を図ったことは、将来を見据えた画期的な体制でした。

冲中先生は、ご自身を運命論者と位置付けておられました。慨していえば、先生はご自身の努力によって、運命を良い方向に向けられていました。しかし七十五歳に至って、運命は暗転したのです。まず一九七六年五月、脳卒中発作があり、右片麻痺と異常感覚を来し、出血性脳梗塞と診断されました。治療の結果、順調に回復し、翌年の第十八回国際自律神経学会会長も無事に務められました。

しかし一九七八年二月に二回目の脳卒中発作を起こしました。このときは麻痺というより、無動無言、失外套症候群という特異な症状が現れました。顔に表情がなく、言葉を発することができず、コミュニケーションが全くとれない。要するに人形の頭と同じです。見舞いにきた門下生が、あまりの変わりようにとめどなく涙が出てきたと述べています。診断は多発性皮質下出血ですが、大脳皮質機能が広範に消失し、生ける屍にひとしい状態となったのです。

冲中先生のように、誰もが師と仰ぐ名医で人格者が、一瞬にして最悪のミゼラブルな病態に変化しました。それが十四年も続き、そのうち奥様も認知症に罹患されました。先生の輝かしい人生を思う時、それはまさしく昼と夜、明と暗、光と闇というべきでしょう。先生は晩年に至って奈落の底に落とされたのです。そこから這い上がれることなく、十四年という長い時間が虚しく過ぎていきました。どうすることもできませんでした。しかも脳血管障害は先生が最も得意とする専門分野でした。

担当医は、先生は糖尿病、脂質異常、肥満、高血圧などの動脈硬化の危険因子が一切なかったと述べています。しかし先生は退職の際、「もうこの辺が限界だ。今の生活がさらに二年続いたら、私は死んでいるかもしれない」と述懐されました。私はここに大きなストレスがあったこと、それが脳卒中発作の引き金となったと推察しています。

先生は常に先頭に立って指導され、人一倍努力された。それは常に大きなストレスとなり、交感神経が緊張し、副腎皮質ステロイド、ノルアドレナリン、アドレナリンが分泌されたことと思います。それが脳にのみ強い動脈硬化をもたらしたと思います。脳剖検の結果は、それを明らかに示しています。

先生の人生は、最期まで劇的でした。健康長寿を維持するためには、ストレスから解放されることがいかに重要であるかを、身を以て示されたのです。

冲中重雄先生の教えは、卒寿に達した現在の私の中にも息づいています。まことに感謝にたえないところです。どうか安らかにご永眠ください。私は最高の恩師を持った幸せを、いつも感じています。

七．老年内科医への道

冲中先生は、六十歳で定年後、虎の門病院の院長に就任されました。私は命により、その循環器担当の医師となりました。ところが東大医学部に老年病学教室という臨床講座が新設され、初代教授の吉川政己先生が私に助手となることを要請されました。別に断る理由もないので、昭和四十年にまた東大に戻りました。この臨床科の名称は、老人科でした。教室員は、皆、専門を持った内科医で、何をする科かが問題となりました。認知症などは診たこともないので、高齢者内科疾患の特徴という点での教育、診療、研究をするという点に落ち着きました。

東大老年病科では、助手から講師、助教授と昇進し、十六年間在籍しました。しかし老人科はこれでよいのかという疑問を常に持っていました。五十二歳で新設の国立高知医大（現高知大学医学部）老年病科教授に就任しましたが、ここでも循環器病の診療が主体でした。

そこで老人の自立支援ということを主眼として、地域検診に取り組みました。方法は老年医学的総合機能評価法ＣＧＡ（Comprehensive Geriatric Assessment）です。地域在住高齢者と直接向き合って、はじめて老年医学・医療の本質を知りました。ＣＧＡについては、第二章で詳述します。

高知大学には十二年在籍し、六十四歳で東京都老人医療センター（現東京都健康長寿医療センター）の病院長に就任、ＣＧＡ病棟を全国で初めて病院内に設置し、六十八歳で退官しました。なお標榜診療科名として厚労省に認知されているのは老年内科です。そこでここでは老年内科に統一しました。

退職してしばらくは老年医療の実践に取り組みましたが、八十五歳以上では自分自身の老化が進行した高齢者となり、予防老年医学すなわち「健康長寿の道」を歩むことになりました。

八．自分の病歴

ＮＨＫテレビにファミリーヒストリーという番組があります。特定の人を選んで、家系を調べるという内容です。医師が患者を診察する際、まず家族歴を聞き取りますが、これがファミリーヒストリーです。その次にパースト・ヒストリー「既往歴」を調べます。既往歴は過去罹患の病歴です。家族歴に次いで以下に私の病歴について述べます。

私は七十三歳のときに前立腺がんを、八十九歳で大腸がんを手術しました。

前立腺がんでは症状は無く、ただ毎年施行していたＰＳＡ（前立腺から分泌される前立腺自然抗原）の値が正常値の４（ng/ml）以下から10に上昇したので精査した結果、前立腺がんが検出されました。悪性度も高いため、地域の病院で手術しました。自分ではもう治癒したと思っていましたが、四年後に右鼠蹊部に疼痛を感ずるようになりました。整形外科で精査の結果、右骨盤の恥骨と仙骨に破壊像が見られ、ＰＳＡは45に上昇してがんの再発と分かりました。患部の放射線照射とホルモン療法で、ＰＳＡは検出できないほどに低下しました。現在は何も治療を受けていません。

前立腺がんは年齢と関係があり、高齢になると大抵の人で検出されます。放置しても支障ないものから、全身に転移して致死的となるものまで色々です。私の陸士時代の区隊長が前立腺がんに罹患し、がんと性腺まで摘出されて大丈夫といわれました。その後両下肢麻痺となり、私の勤務していた病院でがんの再発が脊椎に来ていることが判明、結局亡くなりました。私の二歳年下の弟も罹患し治療の結果、今は元気です。一般には前立腺がんは年齢に関係し、予後がよいものです。がんというと抗がん剤を考えますが、前立腺がんは男性ホルモンを抑制することが第一です。

八十九歳の時に大腸がんに罹患し、手術を受けました。幸いに転移はなく、以後順調です。抗がん剤は使っていません。

既往歴で私が問題とするのは、ストレスです。それは高知医大（現高知大学医学部）勤務のときにありました。高知医大は新設の国立大学なので、内科は通常三科です。しかし創設時の平木潔学長は老年病科を創設し、これを第四内科としました。第一内科（京都大学担当：消化器、アレルギー）、第二内科（徳島大学担当：内分泌代謝、腎）、第三内科（岡山大学担当：血液、呼吸器）に対し、老年病科では支持母体の大学はなく、教室員の出身は京大、東大、大阪医大、神戸大、九大などさまざまとなりました。

一般に大学病院内科の仕事は、教育、診療、研究です。さらに新設医大ではすべてゼロからの発足ですから苦労が絶えません。私はこれを使命として勤務しましたが、後から顧みて、かなりストレスがあったと思います。それは口唇ヘルペスがしばしば起こり、時には血尿を来し、悪臭のある鼻汁が出る急性副鼻腔炎に罹患して入院手術を受けました。

高知医大を六十四歳で辞職して帰京し、東京都老人医療センター（現東京都健康長寿医療センター）に勤務しましたが、それからは口唇ヘルペスが全く出なくなりました。単純ヘルペスウイルスは脳神経の一つである三叉神経節にとどまり、これを潜伏感染と呼びます。疲労、風邪、ストレス、紫外線、生理などで体の免疫力が下がったときに唇や口の周りにウイルスが移動して発症します。それはストレスの象徴であり、副腎からコルチゾールが分泌されて免疫力が低下します。ストレスが全くない生活はありません。どんな人でも何かしらのストレスがあります。これをうまくコントロールするのが、健康長寿の道です。それには前向きに楽しく生きるという生き方が、最もすぐれた予防法と思っています。

第一章の要約

この章では、私の生い立ち、家族歴、既往歴、学歴、恩師、病歴などをまとめてみました。健康長寿の道はここから始まりました。顧みると、私は本当に恵まれた人生を歩んできたと思います。番町小学校、城北中学、名古屋陸軍幼年学校、旧制成蹊高校、東大医学部と、最高の教育を受けました。冲中重雄先生は、識見、人格が共にすぐれた恩師でした。こうして私は老年医学つまり年寄りの医学を専門とするようになりました。はじめのうちは、老年内科医となってどうなるか、見当もつきませんでしたが、現在はこれが健康長寿の道だと思っています。第一章はその序曲です。

第二章　健康長寿のための医学・医療

一・予測を超える我が国高齢化の速さとその影響

一般にその国の六十五歳以上の人口が七％になると、高齢化社会といい、十四％に達すると高齢社会と呼びます。高齢化社会から高齢社会への移行には、ドイツで四十二年、イギリスで四十六年、イタリアで五十九年、フランスに至っては百十四年と一世紀以上の年月がかかっています。ところが我が国では、わずか二十四年で高齢社会に達したのです。

この速さは、日本中の誰も予測できませんでした。一九七五年の高齢者人口は、七・一パーセントと欧米より低い位置にありました。そのときの厚生省や人口学者は皆、今後の二〇二〇年には一八・八パーセントになると予測していました。それが二八パーセントと世界首位に達したのです。まさに革命的な速さです。世界中がその速さに驚きました。

このような老人の急速な増加は、行政の予測を遥かに超えるもので、その対応には大きな立ち遅れがありました。高齢者には、さまざまな病気があり、介護やリハビリテーションを必要とする障害者が、急増します。これは大きな社会問題です。二〇〇〇年になって、ようやく介護保険が導入され、誰もが高齢障害者と向き合うようになりました。しかし、今後も進行する高齢社会に対して、打つ手はないのでしょうか。

女性が高齢社会を救う

ジャレド・ダイアモンドは、進化生物学、生物地理学でよく知られた学者です。一九九七年に書かれた『銃・病原菌・鉄』は、世界的なベストセラーになりました。そのダイアモンドが、我が国の高齢化の解決は女性にあると述べています。

日本は経済的には先進国ですが、女性に関してはいまだに後進国です。国会議員の女性の比率は約十パーセントで、世界で百六十五位です。これに対し、北欧諸国は軒並み四十パーセントです。これは自分のことしか考えない我が国の男性国会議員の横暴によるものです。恥ずかしいと思わないのでしょうか。働き方改革などは口先だけのことです。女性の閣僚は、二人か三人に過ぎません。

明治の頃、福沢諭吉は女性を尊敬し、自分の妻には「さん」をつけて呼びました。宴会などの後片づけなどは、福沢が率先して行って男性に手伝わせ、女性の手を借りることはなかったのです。女性の地位向上は、福沢の説く文明開化のひとつの在り方でもありました。

国会議員の四割を女性とするという議案を通すべきなのです。野党も女性党としての党則を強調すれば、票が飛躍的に伸びるでしょう。

ダイアモンドは次のように述べています。

「日本人の女性は教育レベルが非常に高い。本来、日本人女性は優秀な労働者です。人口の半分を占め、教育レベルが高くて健康な女性が働ける環境を作れていないことが、日本の問題なのです」

我が国の女性は、教育程度が高いので、即戦力になります。欧米のように自立し、政治に参画して平和と民主主義に貢献してもらいたいと、心から念願しています。

ちなみに我が国の現在の高齢者の能力も、以前より機能がすぐれていることが指摘されています。一九九二年と二〇〇二年の歩行速度を比較すると、十年の差異があるといわれます。つまり男性も女性も、今の七十歳代は昔の六十歳代に匹敵します。その能力を大いに仕事に活用すべきです。ここにも新しい能力の開発があります。

二・英国老年医学の母　マージョリ・ウォレン（Marjory Warren）

我が国では、介護保険ができる以前には、特別養護老人ホームへの収容が忌避される傾向がありました。それは行政による措置ということになるからです。老年痴呆（現在の認知症）に至っては、鍵のかかった畳の大部屋に毛布を持たせて入れるという、人権を全く無視した隔離政策がとられていました。

親を病院に入院させるのは子供にとっては美徳ですが、老人ホームに入れるのは、親を見捨てたことになるという世間の風潮がありました。老人ホームの新築ということがあると、近隣住民は、皆、反対したのです。差別という考えが出てきました。

ところが寝たきり老人や認知症など、ケアを必要とする老人が急速に増大してきました。行政は、ケア、リハビリテーションなどの社会化という基本的概念が欠け、対策がなかったことに気がついたのです。介護保険が導入されてケアの社会化が始まったのは、二〇〇〇年になってからです。もはや一刻の猶予もなく、対応に迫られてきたのです。

一方、先進国、特に英国ではすぐれたケアの手本がありました。ウォレンという女医が老年ケアの在り方を世界に向けて示したのです。それは百年近くも昔のことでした。

マージョリ・ウォレンは、老年医療とケアの母といわれる医師です。ウォレンの業績を知ることは、老年医療の本質を知ることになるのでここに紹介いたします。

ウォレンは一八九七年のロンドン生まれで、父親は英国紳士の弁護士、母親は教育熱心な思慮深い女性でした。ウォレンは、五人姉妹の長女でした。

一九二三年に医科大学を卒業して医師の資格を取り、外科医として公立西ミドルセックス病院に勤務しました。女性の外科医は当時は少なかったのですが、四千例もの手術を行って実績を上げ病院長代行にまで昇進しました。

しかし転機は一九三五年、ウォレンが三十八歳の時に訪れました。この年、近郊に七百十四床の障害を持った慢性疾患患者収容の病棟が併設され、ウォレンがその責任者に指名されたのです。入院患者の多くが老人で貧しく不治のレッテルを貼られ、社会から見放されていました。

一般に老人医療は、貧しい身寄りのない老人が、はじめは対象となっています。尼子富士郎（日本老年医学のパイオニア）が勤務した浴風会病院でも、患者は二十床くらいの大部屋に入れられ、性の区別なく、男性と女性の病床が交互に並べられていました。患者がベッドから落ちて骨折を起こすと寝たきりになり、オムツをあてがわれ、肺炎で亡くなるというのがお決まりのコースでした。亡くなると剖検になり、担当医の記録と病理所見が対比され、討議することから老化と老年病についての知識が得られたのです。しかしこれは、医師中心の診療であり、患者にとっては何のメリットもありませんでした。人権は無視されて、良くなって退院する患者も稀でした。全病床数は、二百床くらいであったかと思います。

ウォレンが責任者として担当した病棟は七百床ですから、浴風会に比べてもかなり大きかったと思います。医師も少なく指導者もおらず、ウォレンには何の期待もされなかったことでしょう。

ところがウォレンはここで老人医療にとって画期的な仕事をしたのです。彼女の目標は患者に生きる希望を与え、自立を促すことにありました。「楽観と希望」がウォレンのモットーでした。

患者を一人一人診察し、若年者と比較的健康なものは他に移しました。残るものの多くは脳卒中後遺症か下肢切断患者でした。これらに対してまず生活の機能評価を行い、次の五群に分けました。

①比較的障害が軽いもの（離床可能）、②失禁はないが、寝たきりのもの、③失禁があるもの、④錯乱

状態にあるが、他に迷惑をかけないもの、⑤認知症患者（他の患者と分離）。

　これは病気による分類ではなく、障害評価による分類です。

　ウォレンは、まず居住環境を整備しました。病室の壁は明るいクリーム色に塗り替えられ、カーテンやシェードもすべて明るい色に統一されました。階段や廊下には手すりのレールを付け、照明を明るくし、ドアも把手のついたものからスイングドアに替えました。ベッドは低くして卓上テーブルとラジオ用のイヤホーンを設置しました。毛布やベッドカバーなどは魅力的な色合いとし、各患者には専用のロッカーを与えました。各種歩行器、車椅子など、さまざまなリハビリテーション用の機器を開発して利用させました。

　ウォレンが重視したのは、医療ケアにおけるチーム体制です。看護師、理学療法士、作業療法士、言語療法士、社会福祉士などの協力体制が必要になります。不足しているところはウォレンが自ら教育して補いました。

　患者の持つ潜在性の能力を最大限に引き出してそれを活用し、障害とされている機能を最低限として自立を促すことが、個々の患者に即したリハビリテーションの目標であるとし、「患者が自分でできることには、一切手出しをするな」、これが鉄則でした。

　その成果は驚くべきものでした。患者は元気づけられ自立に自信を持ったのです。退院患者が続出しました。こうして病床数は二百四十にまで減少し、余った病床は皮膚科や結核療養病棟にまわされました。退院率は以前の三倍となり、二十五パーセントに達したのです。

　多くの医療者が見学に訪れ、高齢障害者に対するウォレンのやり方を学びました。ウォレンは「老年内科医は常に、全人的医療を心掛けるべきである。病気を治すのではなく、病人を癒すのである。したがって老年内科医は、広い領域にわたって研修を受けた医師でなければならない。総合病院では老年科を専門科としておく必要がある。それは他の診療科と連携して診断と治療の実績を上げることができる。また医療ケアの継続を図るため在宅医療を重視し、地域医療との連携をとることが大事である」。

ウォレンは自分の考えを広く知ってもらうために、積極的に講演などの啓発運動を起こしました。米国、カナダ、オーストラリアなどには、ウォレンに賛同するものが少なくありませんでした。こうして一九四七年、「英国老年医学会」が設立されました。それははじめは「老年者ケア医学会」という名称でした。

ウォレンは一九六〇年、不幸にして交通事故に遭い、六十二歳で亡くなりました。ウォレンの実績は大きく、英国老年医学の母といわれています。それはあくまで地域に根差したチーム医療が基盤にあります。

一方我が国の老年医学は、東京大学をはじめとする権威のもとに発展してきました。そこには老人の病気を主たる対象として、地域住民の福祉・ケア・介護という理念に欠けていたと思っています。だが急速な高齢人口の増加に伴って、介護保険の導入に迫られました。どの家庭でも養護老人や認知症の介護という切実な課題が出てきたのです。

ウォレンという先覚者の開いた老年医療ケアに学ぶことはまことに大きいと思っています。

三．長野県の奇跡　日本一の脳卒中県から日本一の健康長寿県へ

長野県は、一九六〇年代は、日本一の脳卒中県として知られていました。これを日本一、寿命が長く、医療費が少なく、健康長寿県としたのが、二人の医師です。一人は北佐久郡国保浅間病院初代院長・吉澤國雄先生、他は南佐久郡農協佐久総合病院・若月俊一院長で、二人とも波乱万丈の人生を送りました。

吉澤國雄先生という人

吉澤先生は、一九一五年生まれで、お父上は北京大学教授（考古学）を務めたことがあります。一九四一年、東京大学医学部を卒業し、翌年には陸軍軍医中尉に任官して中国にわたり、診療に従事しました。終戦になってもすぐに帰国せず、日本人の帰国に奔走されました。それが中国共産党の目にとまり数年拘束されまし

たが、洗脳されることなく一九五四年に帰国し、第三内科に入局して沖中教授に師事することになりました。
十二年間も中国におられたのです。年齢は私たち同期のものより一回り上でしたが、医学・医療を学ぶ上では同輩として行動を共にされ、親しくお付き合いをしました。第三内科では糖尿病の研究班に入って動物実験で学位を取り、その後沖中教授の地域医療に貢献する意向を受けて、新設の国民健康保険（後に佐久市立）浅間病院院長に就任しました。

この病院は、医療に恵まれない地域の国民健康保険連合会が、熱心に沖中教授に病院建設を申請したことに応えたものです。しかし地元医師会はこれに大反対し、病床数は二十床と最低に抑え、岩村田町の中心からはずれたところに建設させました。吉澤院長は、こうした条件を意に介せず熱心に診療にあたり、また地域における最大の課題であった日本一高い脳卒中発症の抑制に取り組みました。

それには従来の上意下達の方式ではなく、率先して住民のなかに入り、講演や話し合いを通して「自分の健康は自分が作る」という自立の理念を住民に植え付ける必要があります。まさしく健康長寿につながるものです。先生の講演は分かりやすくユーモアと熱意に溢れ、住民に人気がありました。講演回数は五年で百二十五回に及びました。

吉澤先生は体も大きく豪放磊落で患者に優しく、話が上手で地域医療に率先して当たりました。住民にやる気を起こさせること、すべて住民本位であること、それが先生のねらいでした。そのため保健師、看護師の他に、一般住民のなかからも保健補導員という組織を導入して教育に当たりました。どうすればよいかを自分で考え、実践するようにしたのです。

佐久市で明らかにされたのは、家屋のいくつかある部屋がどれも寒いこと、卵、豆腐、肉類などの蛋白質の摂取が極度に少ないこと、一方みそ汁は一日に三杯という人が多いことでした。先生はこれに対し「一部屋温室づくり運動」を主張し、ストーブで温かくした一部屋を作り、厳冬期を乗り切るようにさせました。食事では塩分を減らし、タンパク質、脂肪をとる食事指導をしました。保健師や保健補導員を教育し、積極的に自分で血圧を測定できるように配慮しました。開業医からの反対を押し切ったのです。

先生は単に浅間地区のみでなく、長野県国保直診医師会を重視し、その会長に就任しました。長野県でそれは病院四、診療所五十二という大きな組織になります。そこでの仕事として、まず糖尿病の地域検診を行いました。それは三十三市町村、九千八百四十六名に及びました。糖尿病検診は日本糖尿病学会の基準に則って実施されました。

インスリン自己注射を長野方式として導入され、健康保険適用にさせました。

以上のように、先生はそれが住民の保健に役立つと思ったら直ちに行動を起こす、その問題点を調べ上げる、反対の意見を十分に聞く、誰に対しても胸襟を開いて話をする、学問的根拠があるのでどんな人間も心服しました。

こうした住民による保健活動の成果は予測を遥かに超えるものでした。脳卒中死亡率は著しく低下し、長野県平均値はおろか、日本の平均値を下回るまでになったのです。行政の誰もが驚きました。こうして名誉ある保健文化賞授与をはじめ、長野県知事、厚生大臣からも表彰されました。糖尿病に関しては日本糖尿病協会から表彰され、さらに日本糖尿病学会からは糖尿病学進歩功労者として最高の名誉である坂口賞を授与されたのです。

今や長野県民は、健康長寿日本一であり、医療費が最も低い、模範的な県であることが知られています。住民はこのことに自信を持ち、自立することに誇りを抱いています。

吉澤先生は常に多忙でしたが、健康ではありませんでした。実際はその正反対です。糖尿病の持病があり、脳梗塞、心筋梗塞、頚椎症などで何度も入退院を繰り返しておられました。私は東大病院に入院して心臓病の精査、加療をしてはと何回も勧めましたが、頑として浅間病院を動きませんでした。

先生は文筆家で、以前は小説までお書きになりました。一高在学時には寮歌を作り、それは今も歌われているとのことです。

特筆すべきは先生の短歌です。それは、斎藤茂吉系統のアララギ派に属し、折にふれての作品がすでに四冊も出版されています。以下の二首は、晩年に詠まれたものです。

吾が人生　演じ終りて去るときは、幾許の拍手あれかしと念ふ

世界一　長寿国日本の一位ぞと、誇れ地域医療県長野の人等

佐久総合病院若月俊一院長　農村医学会の創設者

佐久総合病院の若月俊一院長は、農村医学の創始者として知られています。岩波新書の『村で病気とたたかう』（一九七一）を読み、その波乱万丈の生涯に感銘を覚えました。その要約を以下に述べます。

若月先生は、一九一〇年六月、東京神田で洋品店を営む若月幸作の次男として生まれました。旧制松本高校から東大医学部に進学しましたが、学生中にマルクス主義に傾倒し、自治会を作り、自らリーダーとなって活躍しました。それが当局の忌諱に触れることとなり、一年間の停学を命ぜられました。昭和十一年に卒業しましたが、札付きの卒業生はどの診療科でも入局させてくれません。ただ東大病院分院外科の大槻菊男教授のみが、入局を許可しました。内科志望でしたが、ここで外科医となることを決意し、研修に励みました。大槻教授の指導はきびしく、よく叱られたようです。

昭和十二年、応召され、衛生部の初年兵として満州チチハルに行きましたが、結核を発病し、帰国して入院、退院とともに除隊となりました。大槻教授の計らいがあったようです。だがその後にまたしても、治安維持法に触れるというかどで、一年間、拘束されました。

たび重なる不祥事に、出所後、大槻教授の前に手をついて謝罪しましたが、教授は意外にも叱りませんでした。そして「この米国の爆撃で東京は焼け野原になるだろう。君のような若者は東京を離れ、空襲がない農村に行き、そこで医療を研鑽したらどうか。幸いここに佐久病院から求人が来ている」と言われ、厚生連佐久病院を紹介されました。それが佐久病院に赴任する契機になったわけです。厚生連とは、全国厚生農業協同組合連合会の略で、要するに農協の医療施設です。

佐久病院は小海線の臼田駅から徒歩十五分というところにあり、人口五千人という田舎町です。浅間病院には東大病院からの恵まれた支援がありましたが、佐久病院は同じ二十床ながら、白髪の温厚そうな院長と若い女医がいるのみで、午前中は外来、午後は往診で入院患者はいませんでした。そしてここから誰からの支援もなく、まさに徒手空拳で、若月先生が病院を立て直したのです。病院の外には医療に恵まれない重症患者が大勢います。また病院のなかには何事にも反対して私腹を肥やす事務長がいました。

先生は、多数の外科医学の書物を取り寄せ懸命に勉強し、診療しながら手術の術式を覚えました。就任三カ月にして乳がんの手術を施行したのです。だが病院で患者が来るのを待っていただけでは、とても住民のニーズに応えられない。一歩進んで住民のなかに入っていって、出張診療を実施することの方が大事と思いました。

昭和二十年八月、終戦となり、社会情勢が混乱に陥りました。農地改革で地主は大損害を受けました。民主化ということで、若月先生の指導で、病院内にも労働組合ができ、その圧倒的多数の支持を受けて病院長に就任されました。

病院長となってから、はじめて佐久総合病院が大きく発展しました。病院に対しては、右からも左からも、さまざま圧力に曝されました。病院を解体しようという動きが何回もありましたが、院長の実績により常に回避を免れました。

地域には、寒冷、貧困、因習、封建制、無視、我慢などによるさまざまな社会的問題がありました。そこで院長の指示で劇団を組織し、地域を回って医療の啓蒙運動に取り組みました。どこに行っても盛況でした。
回虫という腸管内寄生虫は、地域にとって大きな問題でした。胃けいれんといわれる差し込むような上腹部激痛発作は、回虫が胆管へ入り込んでいたためでした。塊になって、腸閉塞を起こしたこともありました。特効薬のサントニンは入手できず、仕方がないので麦わらを煮詰めて、煎じ薬を大量に作って飲ませたところ、大きな効果があり、小中学校などで飲ませて喜ばれました。

若月院長は科学的にものを考え、実証して応用するというすぐれた才能がありました。脊椎カリエスなどの手術も試み、効果を上げています。近隣の八千穂村をモデルとした健康管理、精神科病棟の設置などは、どれも当を得たものでした。農民に多い四肢のしびれ感、腰痛、肩こりなどの一連の症状を来す患者を、農夫症と命名してその医学的社会的要因を解明しました。

戦後間もなくの昭和二十二年には、早くも農村医学研究会を病院内で開き、これを発展させて農村医学会を設立しました。そこには、医師、看護師、保健師から国保職員、農民代表など、さまざまな人たちが参加し、農村における問題点を学習しました。こうして第一回農村医学会を昭和三十六年に開催し、若月院長が会長として指導しました。その後、この学会は日本医学会から認められ、農村における公害、農薬など、幅広い課題に取り組み、情報を交換し、討論を重ねて発展してきたのです。

昭和四十四年十月には、第四回国際農村医学会がこの臼田の地で、四日間にわたって開催されました。参加者は国内から五百名、海外からの参加は二十六カ国、八十名にのぼりました。その会長となったのが、若月院長であり、多様な興味ある共通の課題に関しての講演、研究発表、情報交換、病院並びに地域住民の視察などがありました。主な参加国は、アメリカ、ソ連、イギリス、フランス、東西ドイツ、スペイン、チェコ、ブルガリアさらにケニア、ウガンダ、ナイジェリア、インド、インドネシア、フィリピンなどに及んでいました。

一九七六年、若月院長は、農村医療に尽くした功績により「アジアのノーベル賞」と呼ばれる「マグサイサイ賞」を、社会指導者部門で受賞しました。さらに晩年には文化勲章まで授与されたのです。

私は一度、WHOの脳卒中追跡調査の件で、若月院長に院長室でお目にかかったことがあります。私のような後輩に対し、温厚で謙虚な態度が印象に残っています。

佐久総合病院も浅間病院も、小海線の沿線にあります。小海線は、山梨県の小淵沢から長野県小諸を結ぶ鉄道で、途中の野辺山は標高千三百四十五メートルとJRの最標高駅として知られています。千曲川に沿って、南佐久郡と北佐久郡があり、北佐久郡に浅間病院、南佐久郡に佐久総合病院がありました。（現在では両病院共、佐久市の中心地にあります）。この小海線という長野県内でも最も医療に恵まれない地域で、国保浅間病院の吉澤國雄院長と厚生連佐久総合病院の若月俊一院長という二人の偉大な人物が、住民の保健・福祉のために献身的な活動をいたしました。それは、たちまち長野県全県に及び、長野県を全国一の長生きで医療費が少ない健康長寿の模範県としたのです。

没年齢を見ると、吉澤先生は九十三歳、若月先生は九十六歳という長寿でした。これこそ健康長寿の鑑といえるのではないでしょうか。

四．脳卒中という病気を考える

結核から脳卒中へ

我が国の主要死因には、三つの山があります。それは、全結核、脳血管疾患、悪性新生物です。

私が大学を卒業した一九五三（昭和二八）年には、全結核が猛威を振るっていました。結核というのは、肺だけでなく、腸管、腎、脊椎など、体内いたるところに病巣をつくり難治でした。石川啄木、正岡子規、宮沢賢治、堀辰雄など、有為な文筆家が皆、結核でこの世を去りました。この難病には、打つ手がなかったのです。そのため、人工気胸、気腹、肋骨を何本も切除する胸郭成形術など、今から見ると侵襲の大きい処置がとられていました。

すべての小中学生にツベルクリン検査が施行され、それが陽性になると一年休学にさせられました。ＢＣＧなどの接種も盛んに行われました。ところがストレプトマイシンが出ると、多くの病巣がきれいに治ってしまったのです。劇的な変化でした。こうして全結核は、我が国では、ストマイが出て四年にして死因の表舞台から姿を消しました。

ついで死因の首位を占めたのが脳血管疾患でした。それは一九五一年から一九八〇年まで、三十年もの間続いたのです。日本はまさに脳卒中王国でした。アメリカは心臓病が長い間死因の首位となっていました。彼らは終戦後、日本の脳卒中の高い頻度を見て、日本の死亡診断は当てにならないと言いました。彼らは臨床疫学の本のなかで「ジャパン・ストーリー」という一章を設け、その死亡診断書に疑義を持ったのです。

ＷＨＯの規定する脳血管疾患ではくわしいことは分かりません。くも膜下出血を除けば、脳卒中は脳出血と脳梗塞に大別されます。両者の鑑別は、現在ではＣＴ（コンピューター断層撮影）やＭＲＩ（磁気共鳴画像）などによって簡単に実施できます。こうした画像診断のない時代、臨床的に両者を鑑別するのは困難でした。我が国の脳卒中のなかにどのくらいの比率で出血と梗塞が分けられるかが問題となっていたのです。ただ昔は脳卒中といえば、意識障害が強く昏睡があれば一週間以内に亡くなるものが少なくありませんでした。それは脳出血に高率に見られました。

脳出血と脳梗塞とは、病理学的には全く違います。脳出血は、動脈硬化病ではありません。それは脳内血管の壁が壊死に陥り、脆弱となり、内圧に堪えられなくなって破綻するのです。高血圧に加えて、食塩摂取、栄養低下、貧困などと関係がありました。

これに対し、脳梗塞は血管内腔が閉塞してその環流領域が壊死に陥る病気です。ただ同じ脳梗塞でも、多くの種類があります。米国に多い脳梗塞では心筋梗塞に近いアテローム血栓性脳梗塞ですが、我が国ではそのような脳梗塞の頻度は低いことが判明しています。米国のように、脂肪やタンパク質摂取の多い肉食の国では脳出血は少ないのです。彼らにとっての脳卒中は、ほとんどが心筋梗塞に似た脳梗塞です。

高血圧と脳卒中と高齢者

脳血管疾患は、三十年にもわたって死因の首位を占めてきました。ただその内容は三十年の間に変化しています。前半では脳出血が主体でした。後半になると高血圧治療薬が開発され、一九五〇年代には脳出血死亡が著しく減少してきました。降圧薬は脳出血に劇的に奏功し、昏睡を起こすような脳卒中や悪性高血圧などが見られなくなりました。

脳梗塞は、一般に生命の予後はそれほど悪くありませんが、片麻痺、言語障害などの後遺症を残し、要介護となる点に問題があります。

高血圧は、外来患者では一番多い病気です。ところが昔は血圧を下げる薬がありませんでした。それだけに有効な血圧降下薬が次々に開発されたのは、患者にとっては大きな福音となりました。学問が進んで、生体内における水分・塩分代謝とか、レニン・アンジオテンシン系の昇圧機序などが解明され、それが多様な降圧薬の開発につながったのです。高血圧学会が設立され、国際的に情報の交換も頻繁となり、人々は長生きできるようになりました。

しかしそこに、高齢という問題が起こりました。六十代、七十代、八十代、九十代と、年齢が高くなってきても、降圧薬は同じ種類と用量でよいのか、という問題が提起されたのです。経済的に豊かになり、食事内容に塩分が多くなると、血圧が上がります。現代に生きる人々では、年齢とともに収縮期血圧（上の血圧）上昇型の高血圧患者が増えています。

どのくらいの血圧値から高血圧といえるのかは、高血圧学会で常に論議の的となってきました。その値が高いと脳心事故が多くなるので、高血圧認定の基準値は、低くされる傾向があります。現在では、正常血圧は一三〇／八〇未満、後期高齢者では一四〇／九〇未満とされています。低いほどよいのです。

確かに高血圧では、脳卒中が多くなる傾向があります。しかし脳梗塞と高血圧の関係は、そんなに強いものではありません。高齢になると血圧の動揺が大きく、血圧値が高いと医師も患者も脳卒中のリスクが高いと考えて、見境もなく降圧薬の用量を増やしがちです。それは必ずしも当を得た処置とは言えないように思います。

私の外来に後期高齢者で難治性高血圧の女性患者がいました。あれこれ降圧薬を投与しても、血圧が思うように下がらないのです。彼女は将来、脳卒中か心疾患に罹患して亡くなるだろうと予測していました。ところがあるとき、その患者が救急で入院してきたのです。私は脳卒中を発症したと思いましたが事実は違いました。彼女には全身に末期がんがあり、回復不能になっていたのです。

私の義弟は開業医でしたが、あるとき脳卒中発作を起こし、片麻痺、言語障害などが後遺症として残りました。自宅療養中、容態が急変したと家族から知らせがあり、すぐに救急入院させました。脳卒中の再発と考えていましたが、精査の結果では全身に及ぶ末期がんでした。原発巣は不明でまもなく息を引き取りました。

高齢者でも高血圧では脳心事故を起こすと思ったら間違いでした。がんに罹患する確率の方が遥かに高いのです。私は新聞で有名人の訃報欄を常に見ていますが、高齢者の死因は悪性新生物（がん）が圧倒的に多いように思います。

年齢が八十五歳以上になったら、心臓病がない限り降圧薬は不要と思っています。九十歳以上の高齢者の高血圧に関する疫学的統計など、まだ信頼に値する研究成績がないのです。以上から、高齢者高血圧では次の点に注意をしてください。

①年をとるにともなって、収縮期血圧が上昇し、高血圧患者が増える
②高齢者高血圧の血圧値は動揺するから、血圧を何回も測定するのは無駄である
③後期高齢者の高血圧では、心臓病がない限り降圧薬の投与を控えめにする
④高齢者高血圧の死因は、脳卒中よりもがんの方が遥かに多い
⑤今の医師は、血圧が高いとすぐ薬を出し、年齢を考慮しない傾向がある
⑥年齢が高くなればなるほど、薬を減らすか飲まないようにする

五．第二の死因　心臓病

我が国の二〇一九年の主要死因は、以下の通りです。

①悪性新生物、②心疾患、③肺炎、④脳血管疾患、⑤老衰

悪性新生物はがんのことです。がんは加齢とともに発症が増加し、多臓器に及びますが、心臓病は一つの臓器に限定した病気です。それは高血圧、喫煙、脂質異常などに関連し、米国では常に死因の首位を占めてきました。

心臓という臓器は、生まれた時から亡くなるまで、片時も休むことなく動いています。それは三十億回以上にも及ぶでしょう。年をとると血管も固くなり、血圧も上がるために仕事量も増えてきます。以前、監察医務院で剖検例を対象に、臓器重量と年齢との関係を調べたことがあります。肝臓でも腎臓でも、十歳代から二十歳くらいに最も重くなり、以後は年とともに萎縮するので軽くなります。ところが心臓はむしろ年齢とともに重くなり、七十歳くらいにピークが来るのです。

老人心というのは、それ自体が病いなのです。心筋細胞は、原則として分裂することができません。心筋梗塞で冠動脈が詰まって、その還流領域が壊死に陥っても、回復することはできないのです。九十年も心

拍動を続けていれば、心臓の至るところに障害が起こります。

以前、高齢者の僧帽弁の付け根のところを剖検で観察したことがあります。僧帽弁というのは、左心房と左心室との間にある弁で、常に上下運動をしています。これが金属片なら、すぐ二つに折れてしまうでしょう。それがどうなっているのか、ソフテックスというX線で撮影し、詳しく調べてみました。弁が心筋組織に付いているところは石灰が沈着していました。またムコ多糖類という物質の沈着がありました。要するにポンコツになっているのです。だが何歳になっても働いています。高齢者の心臓はこういう老化が根底にあるということをわきまえておくべきでしょう。

高齢者の心臓病には、大別して次の四種があります。

①虚血性心疾患、②不整脈、③弁膜疾患、④心不全

虚血性心疾患

このうち、最も頻度が高く、死因となるのは虚血性心疾患です。それは心臓自身に血液を送る冠動脈が血栓などで詰まる病気です。狭心症と心筋梗塞があります。狭心症はニトログリセリンの舌下投与で発作は収まりますが、心筋梗塞は激しい前胸部痛と発汗があり、急死することが少なくありません。心窩部や肩に放散する痛みになることもあります。ところが七十五歳以上となると症状に変化があり、意識障害、呼吸困難、脱力感などが目立ち、なかには全く症状のない無痛性梗塞があります。胃痛の患者でも心電図は必ずとる必要があります。

急性心筋梗塞は、以前には全く打つ手がありませんでした。発作が起こっても、医師は手をこまねいて嵐が過ぎ去るのを待つしかなかったのです。ところが米国のソーンズという医師が一九五八年に偶然にもカテーテルを冠動脈に挿入し、造影剤を注入してその走行と閉塞性障害を明らかにしたのです。これには驚きました。心臓にとっての命綱ともいうべき動脈に、カテーテルを入れることなどできるものかと思い

ました。

しかし、これが安全にできると判明した後、カテーテルによる冠動脈造影法は燎原の火のように米国全土に広まりました。カテーテルや手技は、改良が重ねられ、今では、誰もが習練すれば、冠動脈造影をすることができるようになりました。

我が国では、山口洋君（後の順天堂大学教授）がソーンズについて研修を重ね、帰国後、虎の門病院で冠動脈造影を行いました。これには冲中病院長が八千万円もするフィリップスの造影機器を、特別予算で購入したというすぐれた決断がありました。ちなみにソーンズという人は、一日に百本もタバコを吸うヘビースモーカーでした。ノーベル賞候補になりましたが、そういうものは歯牙にもかけませんでした。六十六歳で亡くなりました。

現在の虚血性心疾患治療は、カテーテル療法がすべてです。心筋梗塞患者に対しては直ちにカテーテルを挿入して病変を明らかにし、閉塞部にバルーンという風船のようなものを挿入し、内圧をかけて内腔を拡張し、さらに付属する網状のステントを留置して血管内腔を確保するというのが一般的な療法となりました。このため急性心筋梗塞の治癒率は格段に上がり、八割を超えるようになりました。もはや恐れるに足りぬ病気となったのです。昔を思うと隔世の感があります。

不整脈

心臓は電気によって動かされている点で器械と同じです。交感神経と副交感神経で脈拍数が調節されますが、右心房には洞房結節があり、そこから電気刺激が始まり、房室結節を経て電気回路が左右の心室に至って心臓が収縮します。この回路のどこかで障害が起これば不整脈が生じます。不整脈に関しては、多数の薬剤が開発されてきましたが、人工ペースメーカーの開発とその応用ほど、多くの患者を救った機器はないでしょう。これも米国のグレートパッチという技術士とメドトロニックという会社によるものでした。それは一九六〇年代の頃です。

ペースメーカー装着を必要とする心臓病は、かなり多いものです。私の身内にもありました。私の家内が八十歳になったとき、ある夜、右の肩痛と吐き気、脱力感を訴えました。翌日、近医で診てもらったところ、心拍数が毎分三十くらいしかないと言われ驚きました。心電図で見ると、完全房室ブロックでした。心房と心室との間の刺激伝導系が遮断されているのです。

すぐに救急車で心臓専門病院に運ばれ、とりあえずは前胸部の静脈からペースメーカーを入れて右心室を刺激し、心拍数を増加させました。その後、恒久的なペースメーカーを植え込み、現在は普通に生活しています。

もしこれが四十年前のことでしたら死亡は免れなかったでしょう。私はその頃、同じような患者を虎の門病院の循環器内科の病床で担当していました。だが打つ手はありませんでした。東大胸部外科の二人の医師が、我が国でははじめてのペースメーカー装着を試みましたが失敗し、患者は亡くなりました。

私の二歳年下の弟は、時々失神する発作がありました。24時間心電図で精査したところ、脈拍が毎分三十拍ぐらいになることがあり、心房細動が一過性に起こることが分かりました。問題は右心房にあり、洞機能不全症候群と診断され、ペースメーカーを装着しました。今は何ともなく失神発作もありません。

以上のように、現在では手軽にペースメーカー療法が可能となり、多くの患者がその恩恵に浴しています。

心房細動

心房細動は、脈の乱れに法則性がないのが特徴で、さまざまな病気に併発しますが、高齢者に多く見られます。左心房に血栓を作り、それが剥離して脳梗塞を起こすことが大きな問題です。時に重篤な脳障害を起こすことから、抗凝固剤が投与されます。抗凝固剤はコントロールが必要で、食事にも制約があります。だが最近になってカテーテルアブレーションという画期的な治療法が開発されました。心房細動は、肺静脈が左心房に入るところで刺激が発生することが判明し、その部位をカテーテルで焼灼して刺激を遮断するというものです。手技は少し複雑で適応には制約がありますが、現在は心房細動の治療に欠かせないものとなりました。

以上のように、さまざまな不整脈が電気的に解明され、それをカテーテルで対応できるというのは、現代に生きるものの大きな幸いにつながっているのです。不整脈は心電図で診断できるので、高齢者は年に一回は心電図検査を受けることが望ましいと思います。同時に自分の脈拍数と不整があるか否かも知っておくとよいでしょう。やり方は朝、起床前などで、片方の母指球の手前を走る前腕の橈骨動脈を、親指と小指を除く三本の指で触診すればよいのです。自分の脈拍数をふだんから知っていると、何かにつけ便利です。私は、朝の心拍数が通常毎分六〇以下です。一般に高齢になると、脈拍数を増加させる機能が衰えてきます。身体運動にともなって脈拍数が自由に増加するのが困難となります。だから速く歩けません。老化現象のひとつです。

弁膜症

医師は診察時に、聴診器でまず心音を聴取します。そのときに雑音があると、弁膜症を疑います。これは診察の基礎であり、時には心音図を取るというのが昔のやり方でした。しかし今では心エコー・ドプラー法で弁膜の動きや心臓内の血流の動向を詳しく知ることができるようになりました。循環器内科を標榜する医師にとっては、その習熟が欠かせません。

弁膜症の成因も、昔と今では、随分違ってきました。昔は、リウマチ性が多く、とくに僧帽弁狭窄は典型的なリウマチ性弁膜症でした。しかし今では、小児のリウマチ熱が激減し、適切に治療できるようになったのでリウマチ性弁膜症も減少しました。代わって広く認められるようになったのが、老人性の弁膜疾患です。

とくに多いのは大動脈弁狭窄です。左心室から全身に血液を駆出する際に、その出口の弁が狭くなって血流を阻害するという厄介な病気です。治療は人工弁置換手術で、高齢者ではリスクが大きいことが知られています。

ところが近年になって、カテーテルを使う方法が開発されました。経カテーテル大動脈弁留置術といわれるもので、その機器を使用すれば、八〇歳代でも十分効果があります。ここまで簡単にカテーテルで重篤な弁膜症が治療し得ることは、まさに驚きでした。

心不全

心不全は、高齢者では非常に頻度が高いものです。成因が明らかなものがありますが、今まで元気で暮らしていたものが、急に息切れ、呼吸困難、むくみなどを起こし、それが反復して入退を繰り返すというのがよく見られる症状です。血中のＢＮＰという心臓ホルモンが高値を示します。

心臓は、ポンプ機能を営む臓器です。拡張期と収縮期が交互に繰り返され、片時も休むことがありません。ポンプというと、血液を全身に送る駆出機能が大事と考えがちですが、実は拡張不全の方も非常に大きな意味があります。適切に拡張しないと、ポンプ機能不全になります。高齢者にはこの拡張不全による心不全が多いことが明らかになってきました。

八十年、九十年と拍動を続けていると、ポンプ機能は、若い人に比べて明らかに低下します。それが心筋肥大、虚血、ポンプを動かす電線の断裂、弁の劣化などの心臓病が常に起こる可能性があります。老いた心臓は若い人のそれとは違います。心臓のエネルギーをＡＴＰというコインで作り出すミトコンドリアは、能率が低下し、活性酸素を産生して老化を促進します。症状がなく、自分の心臓に自信があると思っている人が、突如として息切れ、呼吸困難を起こし、心不全になることが少なくありません。心臓に自信がある高齢者はないといえましょう。アスリートは概して早死にです。

六．人は動脈とともに老いる

動脈硬化とその疾患

人は動脈とともに老いる（A man is as old as his arteries.）とは有名な言葉です。昔の人たちが、いかに動脈という血管の病に悩まされていたかが、よく分かります。

動脈の病気といえば、脳梗塞（脳動脈）、心筋梗塞（冠動脈）、解離性大動脈（胸部大動脈）、大動脈瘤（腹部大動脈）、閉塞性動脈硬化（下肢動脈）の五つが代表です。

心臓から駆出された血液は、動脈に沿って全身をくまなく回り、各臓器の需要に応じて、酸素と栄養を供給します。それは大動脈に始まり、毛細血管に終わるまでの合理的なシステムを構成しています。動脈壁は、通常は内腔から内膜、中膜、外膜と三層に分かれますが、部位によってその構造が違います。動脈系というのは、生体にとっては重要なひとつの体系なのです。たとえば脳内動脈では、中膜筋層をほとんど欠いていますが、諸臓器手前の細動脈では、厚い筋膜層があり、水道の蛇口のように血流を調節しています。

心臓から駆出された血液は、半分くらいがまず胸部の大動脈に受け入れられ、心臓の拡張期にそれが動脈壁の弾性による復元力によって末梢へと送られます。これが第二のポンプです。胸部の大動脈は弾性動脈で、大動脈解離の好発血管です。動脈壁に割れ目ができ、そこに血液が流入して血流を阻害するという重篤な病です。石原裕次郎は、四十歳代のときにこの疾患に罹患し、手術により一命をとりとめました。

私は若いとき、教授の依頼で心筋梗塞と思われた中年の男性患者を往診し、心電図に梗塞像がなく、血圧に左右差があることなどから大動脈解離と診断し、東大病院の外科に救急入院させました。しかし患者さんは、その夜に亡くなりました。心筋梗塞よりも、予後の悪い病気です。

一方、腹部では、血管壁は弾性から筋性に移行します。ここでは大動脈瘤がよく見られます。司馬遼太郎は、大動脈瘤の破裂で手術中に亡くなりました。七十二歳でした。私は司馬遼太郎の作品が好きで、若いときは随分読んだので、残念に思いました。

一般的にいうと、腹部大動脈瘤は破裂していない限り、手術あるいはカテーテルなどで容易に対処できます。司馬遼太郎も腹部に手を当てて、拍動する腫瘤を見つけていれば、安全に治療できたのです。

大動脈から分岐した中くらいの動脈でも、硬化の起こしやすいものとそうではない動脈があります。心臓を養う冠動脈は、動脈が閉塞しやすい血管です。しかし硬化の意味する固いというよりも、血栓などはむしろ柔らかい病巣で、粥状硬化といわれるくらいです。なにしろバルーンという風船で、病巣を壁に押し込められるのです。

上下肢でも動脈は全く違います。両側下肢の二本の動脈は、動脈硬化の好発部位です。ここが詰まると、閉塞性動脈硬化症になります。ところが上肢つまり肩から指に至る動脈は、詰まるということが滅多にないのです。

閉塞性動脈硬化の症状は、間欠性跛行です。歩くと、下肢の痛みやしびれ感などが起こるのに、立ち止まると症状が収まるというのがその特徴です。この症状を起こす病気は、二つあります。一つは閉塞性動脈硬化で、他は腰部脊椎管狭窄症です。後者は整形外科疾患で、画像から診断可能です。高齢者の多くがこれに悩まされます。

一方、閉塞性動脈硬化では、下肢の血圧を測定することで診断がつきます。どのようにして下肢の血圧を測るのか、それを篠田昌幸という日本の技術者が解決しました。

篠田昌幸　血圧計の開発者

篠田昌幸さんは、さまざまな血圧や脈波の測定に大きな貢献をした技術者です。一九三七（昭和十二）

年、名古屋の生まれです。私が東大病院老人科で講師をしていたときに、携帯型電子体温計を持参して治験の依頼に訪れたのが知り合ったきっかけでした。当時は株式会社スズケンに勤務していました。その後、独立して愛知県小牧に、株式会社日本コーリンを立ち上げて、さまざまな血圧計を企画、商品化しました。

血圧計には二種類あります。聴診器でコロトコフ音を聞く聴診法とカフ内にある容積脈波から測るオッシロメトリック法です。前者は昔からある方法ですが、血圧が測定者の聴力に依存しているので数値にばらつきがあり、集団検診などで騒がしいときには聞き取りにくいという難点があります。これに対しオッシロメトリック法は聴診器を使わないので個体差がありません。この方法を米国から日本に導入し、商品化したのが篠田さんです。現在では集団検診や家庭内血圧の測定は、ほとんどがオッシロメトリック法になりました。保健所や診療所などで、腕を突っ込んで測定できる固定した血圧計がありますが、あれも篠田さんが考案したものです。

閉塞性動脈硬化では、下肢の血圧を測定する必要があります。上腕では動脈は一本しかないので、血圧測定が容易です。しかし足では背部と踵をまわったところに、動脈があります。米国では、ドプラー法で動脈にトランスジューサーをあてて測定するという迂遠な方法で血圧を測定していました。これに対してオッシロメトリック法ならば簡単に測定できるのではないかと篠田さんに提案したところ、ドプラー法に遜色ないことが分かりました。

閉塞性動脈硬化は、冠動脈硬化を合併することが多いのです。だから足の血圧が低いことは、強い動脈硬化があることを示唆しています。一般に下肢の血圧は、上肢より高いことが知られています。上下肢の血圧比をＡＢＩ（足首―上腕血圧比）といい、正常値は一・〇～一・三くらいです。これが〇・九以下になると、閉塞性動脈硬化の疑いが濃厚になります。

両側の上下肢にカフを巻いて、四カ所で血圧を同時に測定する機器を、篠田さんが考案しました。フォルムといいます。四カ所の血圧曲線が即座に現れ、ＡＢＩが自動的に表出されます。アクセスが容易で誰でもできるので、診療所や病院で広く普及しました。

フォルムという機器は、動脈硬化予防に有用性が高いので、会社の株価が急上昇しました。だが篠田さんは、その利潤を公共のために使うという使命感を持ち、五十億円という金額を、動脈硬化予防の研究基金として拠出しました。それが公益信託日本動脈硬化予防研究基金です。その運営を私に委ねられましたので、全国から高血圧に関する学者で構成する委員会を立ち上げました。篠田さんは平素、「今の日本に必要な社会は、健康長寿社会である。その実現のための大規模研究、大規模啓発を可能ならしめるための資金を提供してくれる人は、必ずいる。私はその火付け役になりたい」と述べていました。篠田さんは、二〇一〇年に、七十二歳で亡くなりました。

起立性低血圧

血圧値は、動脈の部位によって違った値になります。たとえば重力の影響を受けて、立てば下肢は常に高血圧です。片手を上に上げると、指の先は体で最も低い血圧値になります。この両者の差は、百五十から二百ミリ水銀柱にも達します。したがって血圧測定の位置は、心臓と同じ高さを基準としなければなりません。寝ていれば、体が水平になっていますから、血圧値はどこでもほぼ同じ値になりますが、立ったときには、腕を前に出して、血圧測定部位を心臓の高さにします。

立位をとると、血液量は下方の静脈側に移動するので、心臓の駆出量が減少します。そこで交感神経が作動して、血管を収縮し、血圧値を維持します。この調節機序がうまく働かないと、血圧は低下し、脳血流が減少して、時に失神を起こします。これが起立性低血圧です。

昔、私が診ていた高血圧の高齢女性が、駅で失神して倒れたことがあります。すぐに良くなりましたが、私は再診して、臥位、立位と体位を変えると、立位のときに、血圧値が大きく低下することを認めました。

すぐに降圧薬を減らし、起立時にも変化しないようにしました。高齢者には、こうした起立性低血圧が少なくありません。

以前、高知県の香北町（現在は香美市）というところで、後期高齢者に対して、総合的検診を実施したことがあります。その場合、血圧測定は、オッシロメトリック血圧計を用い、まず座位で二回測り、次いで臥位で二回、それから立たせて二回測りました。血圧計は心臓の高さに維持させましたから、基本的に血圧値はすべて同じはずです。しかし後期高齢者では、立位で二十ミリ水銀柱以上低下するものがありました。こういう例の神経機能を見ると、認知機能が若干低下し、ＭＲＩでは脳画像に潜在性の虚血病変が見られました。驚いたことには、二十ミリ水銀柱以上に上昇した例でも同様な変化を認めました。神経内科医の松林公蔵君が、この結果を米国の「脳卒中（Stroke）」という雑誌に投稿し、掲載されました。

人間が立ったとき、動脈は収縮して血圧を一定に維持する機構が働きます。これは交感神経の作用によるものです。自律神経系には、交感神経と副交感神経があり、両者のバランスの維持が、常に働いています。交感神経末端では、刺激されるとノルエピネフリンという神経作動物質が分泌されます。私はチルトテーブル（傾斜台）に人を横臥させ、それを七十度に起こし、そのときの変化をみたことがありますが、ノルエピネフリンの血中値は、著しく上昇していました。人間はこうして立ったり、歩いたりしているとき、常に自律神経系でコントロールされているのです。

起立性低血圧は、高齢者高血圧によくみられます。また糖尿病患者で、神経障害があるものでは、起立時の血圧低下が大きくなります。自律神経障害の病気では、シャイ・ドレーガー症候群という病気が有名です。この疾患では、起立性低血圧によって、立つことも歩くこともできないようになります。パーキンソン病などの多くの神経疾患でも、起立性低血圧がみられます。

高齢者では、また食後低血圧という症状を見ることがあります。食事後、二時間くらいすると、意識を失う症候で、やはり自律神経失調が推定されています。

血圧変動には、一日二十四時間の変化も問題です。以前は、夜は血圧が低下するから、脳循環も低下するといわれてきました。ところが、日内変動を診る血圧計ＡＢＰＭを使用し、三十分ごとに血圧を測定したところ、血圧値が夜低下するパターンと低下しないパターンがあることが分かりました。前者をディッパー（dipper）、後者をノンディッパー（non-dipper）といいます。ディッパーとは柄杓のことで、正常者はディッパーで、夜間に血圧が下がります。ところが血管障害のある高血圧では、ノンディッパーになりました。しかもこれらはＭＲＩで見ると、潜在性の脳虚血性病変がみられたのです。以上の成績は、米国の高血圧の雑誌にも掲載されて注目を集めました。その後、我が国では二十四時間血圧測定のＡＢＰＭが盛んに使用されることになりました。

話が少しそれましたが、また自律神経に戻ります。

若いときならば、起立、歩行、走るなどという動作は無意識で行われ、何でもない日常行動です。だが八十歳以上になると、これを意識するようになります。寝ている人が立ち上がるということは、自律神経から見ると、副交感神経から交感神経へのスイッチの切り替えに当たります。その血圧調整がうまくいかないと、立つ時にふらついて倒れることがあります。また入浴時、浴槽につかって血管が開いているときに、急に立ち上がると、意識を失うこともあります。

その顕著な例が、宇宙飛行士です。スペースシャトルの中では無重力です。体の上下がないので、臥位でも立位でも体内の血液分布は同じです。起立、運動などの重力効果はなく、地球を九十分で一周します。体内のカルシウムは減少して骨粗鬆症となり、筋肉量も減ります。要するに、老化が速く進行するのです。

それが地上に戻ると、途端に重力に曝されますから立つことができなくなります。紙一枚が重く感じられるのです。我々が地球上に生きていくためには、酸素の供給と重力の下にあるということが不可欠ですが、重力の感じというものは意識されていません。宇宙飛行士がそれを教えてくれるのです。幸いなことに、リハビリテーションによって、宇宙飛行士は次第に重力に順応し、老化現象も消失します。

この宇宙飛行士と対比されるのが、高齢者が長期にわたって寝たきりとなり、持続して臥位をとることです。それは重力の効果を減らし、老化を促進します。立位をとる際に安定が維持できず、ふらふらします。長期臥位となっても、頭位を七十度に起こして、重力効果を確保させるようにつとめることが重要なのです。

七．運動器の老化　ロコモティブシンドローム

高齢者の腰痛

高齢者外来で最も多い訴えは、腰の痛みです。高血圧や糖尿病は多くても、初期には症状がないか、軽微です。これに反して腰痛は、急性であれ、慢性であれ、経験した人が少なくないと思います。私自身は朝、体操をしているので、大丈夫と思っていました。だが八十五歳のときに体操で体を捻った際、急にギクッとした腰から大腿にかけての痛みを感じました。

病院でのX線検査では、大した異常がないということでしたが、次第に痛みが強くなって、一時は身動きがとれなくなりました。マッサージとかカイロプラクティックとかは、金ばかりとられて全く効果なし、結局は一カ月くらいで自然に治ったようです。ギックリ腰のようなものでしょう。ギックリ腰は、ドイツ語でヘキセン・シュスといいます。魔女の一撃という意味です。痛いわけです。

私の友人には、脊椎管狭窄症に罹患したものが少なくありません。症状は間欠性跛行で、しばらく歩くと下肢がしびれたり、痛んだりします。立ち止まってしゃがむか前かがみになると、症状が軽快します。脊椎の中には、脊髄という神経系が通っていますが、脊椎の老年性変化でこれが圧迫されるためといわれます。

ただ元をただせば、これは人間が進化の過程で、二足歩行という無理な姿勢をとったことにあると思います。それは数百万年前のことですが、ホモ・エレクトゥス、ホモ・サピエンスなどの人類は、全体重を、長さが三十センチにも満たないアーチをともなった両側の足にかけました。そこに脳から胸部、腹部、上肢などの大きな重さがかかるわけです。その大黒柱が脊椎ですが、真っすぐではありません。七個の頸椎は前に曲がり、十二個の胸椎は後に曲がり、五個の腰椎はまた前に彎曲し、最後の仙骨はまた後彎です。つまりシグモイド曲線をとって、重さを力学的に分散しているのです。腰部では大きく開いた骨盤となり、体内の七十パーセントの筋肉がここに集まっています。

さらに人体には二百六十個に及ぶ関節があり、骨盤から大腿、下腿、足にかけての関節には、軟骨があって衝撃を緩和し、相互の関節は連動して、足にかかる重力の負荷を調節しています。

私は長距離走選手の下肢の細さにいつも感心しています。陸上では、大きな体重を細い下肢で走ったり、ジャンプしたり、素晴らしい機能を出しています。これに引き換え、ボディビルでは、上半身の筋肉量を誇示していますが、あれはどれだけの機能があるでしょうか。骨盤から大腿、足にかけてどっしりした運動系の機能は、年をとるとともに劣化します。要介護になる疾患を挙げると、脳血管疾患が約四分の一で最も高くなっていますが、骨関節炎や骨折などの高齢者運動器疾患も同じく四分の一以上を占めているのです。

骨はすごい

骨というと、単なる支柱と考えがちですが、実はすごい機能を持っているのです。骨の内部は海綿質となっていて、重さを軽くしています。その全重量は、七キログラムくらいにしかすぎません。骨には骨芽細胞と破骨細胞があります。前者は骨を生成するプラスの役割を、後者は骨を吸収破壊するマイナスの作用をしています。小児期にはプラスが優位で身長が伸びます。成人期には両者のバランスが維持されますが、高齢期にはマイナスの作用が勝って脆弱となり、時には骨粗鬆症として転倒、骨折の原因になります。骨全体で見ると、年に十パーセントが入れ替わっているといわれます。また骨粗鬆症の頻度は、女性が男性の三倍にも達します。女は男よりも長生きはするが、運動器の老化は早いのです。

私の幼年学校時代からの友人で、私同様に背丈の低い人がいました。終戦後、吉祥寺の駅でばったり会いましたが、顔は昔と同じながら背丈は百八十センチ近くになっていて驚きました。わずか二、三年で、こんなにも身長が伸びるものがいるのです。八十歳を超えてから認知症となり、あるとき強い腰痛を訴え、加療後に老人ホームに入りました。面会に行ったところ、腰部で直角に曲がった姿で杖をついて出て来たのにはまた驚きました。腰椎に圧迫骨折を起こしたのです。十歳代には骨芽細胞が活発に働き、高齢期には破骨細胞が活動したものと思います。

骨というものは、このように常に激しい代謝を営んでいます。単に骨だけでなく、体内のカルシウムとリンの調節もしています。血中のカルシウム値が低くなると、骨から動員されて血中値を正常にする働きをします。副甲状腺ホルモンがこれに関与しています。カルシウムイオンは、筋肉の収縮に必須で、非常に重要な役割を担っています。

さらにまた骨の中には骨髄という造血組織があります。血中の赤血球、白血球など、すべての血中細胞がここで生成されるのです。小児期から成人にかけては、赤色になっています。血液疾患では、この骨の中の骨髄を穿刺し、造血状況を見るのが重要な検査となっています。高齢期になると造血機能が衰え、骨髄は黄色になります。病気がなくても老人性貧血があるのです。

私たちは、動物の骨は食べません。しかし犬は骨が大好物です。犬と限らず多くの動物にとっては、死んだ動物の骨が奪い合いとなっています。それだけなまの骨は栄養価が高いのです。

ロコモティブシンドロームとは何か

ロコモティブシンドロームとは、運動器症候群です。加齢にともない、骨、関節、筋肉、軟骨などが劣化し、起立、歩行などの機能不全を来す疾患を総称したもので、日本整形外科学会が提唱し、命名した用語です。略してロコモといいます。疾患としては、椎間板ヘルニア、脊椎管狭窄症、変形性股関節症、変形性膝関節症、大腿骨頸部骨折など、あらゆる高齢者の運動器疾患が入り、骨粗鬆症やサルコペニア（筋肉減少症）などもこれに関与します。

　高齢者には自立とＱＯＬ（生活の質）が大事ですが、ロコモはＡＤＬ（日常生活機能）を損うため、その早期発見と予防が必要になります。次の七つのチェック項目が、ロコモのサインとして挙げられています。

①片脚立ちで、靴下がはけない
②家のなかでつまずいたり、すべったりする
③階段を上がるとき、手すりが必要
④家のやや重い仕事（掃除機や布団の上げ下げなど）が困難
⑤二キログラムの買物をして、持って帰るのが困難（一リットル入り牛乳パック二個分）
⑥十五分の歩行ができない
⑦横断歩道を青信号で渡り切れない

　以上の七つの項目のうち、ひとつでも当てはまればロコモとされます。対象は大体七十歳代まででしょう。私は今九十二歳ですが、この基準からすればロコモです。とくに片足立ちが難しい。だがその他はたいしたことはありません。

　ロコモ予防の目的は、要介護にならず、自立することにあります。それにはふだんから運動を自分の生活に習慣としてとりいれることが大事です。特に片足立ち、スクワット、ウォーキングなどは、簡単だからその気になれば誰でもできます。

「転ばぬ先の杖」は、高齢者のための言葉です。転倒というのは転ぶことです。それには高齢者の不安定性が関係し、室内や外出時のさまざまな要因で起こります。私は以前、パーキンソン病患者の病状を調べ、転倒が多いのに驚きました。八十歳、九十歳代になると足腰が弱くなります。転倒すると起き上がるのが大変です。私も歩いていてときにふらふらする感じのすることがあります。それは経験しないと分かりません。足の裏で、地面を一歩一歩踏みしめるという注意が大事です。私は午前、午後合わせて五千歩以上歩くことを日課としています。健康長寿の道程です。

八．呼吸器系　危険が充満

人間には、外界と接する二つの通路があります。一つは消化管、もう一つは気道系です。消化管は口腔で食物を摂取し、食道、胃、小腸、大腸から肛門で排泄するという外界連絡路です。

これに対し、気道系は鼻腔から吸入し、喉頭、気管、気管支を経て肺胞でガス交換をするという通路ですが、出口がない盲管となっています。呼吸は、酸素を供給して、炭酸ガスを排出する、人間にとってはまさに命綱です。ところがここには、残気という役立たずの部分が存在します。それは気道内の空気の三分の一にも達し、呼吸にともなって行ったり来たりしているのです。一方、鳥類には、気嚢というシステムがあり、気道は常に一方向です。それが酸素の少ない天空を飛ぶことを可能にしています。

呼吸系には危険が一杯ある

気道系には、死因につながる疾患や障害が一杯あります。まず窒息があります。

死因のなかでは、肺炎が五位、誤嚥性肺炎が七位で同じ肺炎でありながら、二つに分かれ、死因上位の座を占めています。さらに男性では閉塞性肺疾患（ＣＯＰＤ）が死因の第九位となっています。悪性新生物は死因の首位ですが、がんのトップは肺がん、気管支がんです。

窒息に気をつける

毎年、正月になると、餅を咽喉につかえやすいからという理由で、老人ホームでは雑煮が出ません。しかし窒息は、かなり多い事故で、つかえるものは餅とは限らないのです。私が東京都老人医療センター（現健康長寿医療センター）に勤務していたとき、ある病院から認知症を併発している女性の患者が送られてきました。一般病棟に入院させましたが、入院翌日、病棟内を歩行中に食物を咽喉に詰まらせて亡くなりました。またある例では幸いにして一命をとりとめましたが、無酸素の状態が脳機能を奪い、廃人のような状態になってしまいました。脳が機能を回復し得るのは、五分までです。救急措置は速やかに、二、三分で完了すべきです。

私は退職後、ある旅行会社のツアーで、岡山の城崎温泉に宿泊しました。朝、各自が決められた席で食事をとっていた際、前の列で背中を見せていた女性がいきなり横に倒れました。大騒ぎになりましたが、私がそばに行ってみると、脈は触れず、呼吸も止まって、意識がありませんでした。心肺停止状態で、このままでは亡くなる危険があります。私は座布団をくるめて首のところにあて、下顎を前に出しました。すると女性は息を吹き返し、動脈には力強い拍動が触れるようになりました。

何が起こったか、私にもよく分かりません。救急車が十分くらいで来ましたが、そのときには女性は何ともありませんでした。近くの病院は、二十キロメートル離れています。とにかくとっさに気道を確保したのが良かったと思います。窒息が疑われるとき、まず気道を確保すること、それには下顎を前に出すようにすること、同時に背中を強打するか、胸骨を強く押して呼気を出すことが大事です。

誤嚥性肺炎が高齢者のとどめをさす

人間には、上述のように食物の通る道と空気が通る道がありますが、両者が交叉して一緒になる咽頭腔という部位があります。その先の気道では、空気以外は水一滴も通せません。異物が入ると、咳反射が起こり、むせることになります。ところが脳卒中、パーキンソン病、認知症などがあると、嚥下機能が阻害されて、気道に細菌などが吸い込まれ、炎症を起こします。これが誤嚥性肺炎で、高齢者の肺炎の九割を占めるといわれます。寝たきりという状態は、起坐位と比較して、呼吸がし難いのです。

さらに注意すべきは、口腔は細菌の巣窟だということです。常在菌ですから、普通に生きている人には問題ないにしても、障害を持った高齢者では、ひとたび気道に細菌が入ると誤嚥性肺炎を起こします。とくに夜間に咽頭部に貯留されていた分泌物が気道内に入る不顕性誤嚥が多いといわれます。抗菌薬で一度は治っても何回も反復し、薬が効かなくなります。嚥下反射と咳反射の二つが作動しないと、誤嚥を招きます。

高齢者では、口腔ケアが必須です。食後、三回は歯をブラッシングしましょう。目的は、口腔内を清潔に保つことにあります。

咽頭腔というのは人間特有で、これがあると多様な発音が可能になります。それは相互のコミュニケーションに大きな役割を果たしています。多彩な言語や音楽にも影響し、大脳機能の発展に貢献しているのです。しかし、一方ではそれが誤嚥につながっています。トレードオフがあるのです。とくに誤嚥は高齢者で脳卒中、認知症など、身体機能が衰えたものに圧倒的に多くみられます。医師、言語療法士、看護師が共同して、早期に嚥下機能を的確に診断し、有効なリハビリを開始する必要があります。

喫煙は健康長寿の最大の障壁である

タバコくらい、健康長寿への道を妨げるものはないと思います。昔、剖検で喫煙者と非喫煙者の肺を見たことがあります。喫煙者は一目で分かります。炭粉がたくさんこびりついていて、とにかく汚いのです。健常者に見られるような桜色のふっくらした所見とはまったく違います。顕微鏡で見ると、気道末端の肺胞でガス交換の膜が破壊され、空気がたまって肺気腫の状態になっています。

気管、気管支の上皮細胞には、繊毛という歯ブラシのような組織があります。それは粘液を出しながら、常に気道を清潔に維持するような運動を続けています。喫煙者ではこの組織が破壊され、使い捨ての擦り切れた歯ブラシのようになっています。内皮細胞は分裂するので、新しい繊毛がまた利用できるのですが、喫煙者はその繊毛がすぐだめになります。汚れた空気を少しでも外部に排出しようという、生体に備わった健康長寿への道を閉ざすことで、喫煙にまさるものはないでしょう。

タバコに含まれる有害物質は二百種類あるいはそれ以上ともいわれますが、主な成分はニコチン、一酸化炭素、タール、シアン化水素などです。タバコがリスクとなる疾患は、①がん、②虚血性心疾患、③慢性閉塞性肺疾患（ＣＯＰＤ）です。

このうちがんは、肺がん、気管支がん、咽頭がん、喉頭がん、食道がん、膀胱がんなど、そのリスクは多岐にわたっています。虚血性心疾患は心筋梗塞がその代表で、三大危険因子は高血圧、喫煙、脂質異常です。ＣＯＰＤは、タバコ病ともいわれます。喘息様発作と息切れが主症状ですが、喘息と違ってステロイド吸入の効果がありません。吸気よりも息を吐く呼気に障害があります。検査では、できるだけ速く呼出させて、はじめの一秒量あるいは一秒率を測定します。それが七十パーセント未満ならば、ＣＯＰＤと診断され、必要に応じて酸素吸入をします。

喫煙者は現在次第に減少しつつあります。私が老人医療センター（現健康長寿医療センター）の院長に就任した時は、院内でタバコ販売のスタンドがあり、廊下に灰皿が置いてありました。私は院内禁煙を実施し、呼吸器科に禁煙外来を実施させました。すると患者から、喫煙という楽しみを奪うのかとの抗議がありました。そこで喫煙室を別に設けましたが、これを見た外国人から、このような部屋があるようでは禁煙効果が薄いといわれました。

私も若い頃は、一日二十本くらい吸っていました。診察中でも吸っており、病院の廊下には灰皿がありました。しかしタバコの害を知ってからすぐ喫煙をやめました。

今日では、病院はもとより公共施設は、すべて禁煙となりました。男性の喫煙率は三十パーセントくらいに減少しましたが、まだ十分ではありません。禁煙できないのは、ニコチン依存症から脱却できないためといわれます。喫煙で心が落ち着くというのは、依存にもどるためです。その依存度は麻薬に匹敵するといわれます。今日では多くの病院に禁煙外来があり、禁煙のための処方もあるので、禁煙は以前より成功率が高くなりました。若い人は、喫煙しないように成人式で誓ってもらうとよいと思います。

九．消化管　栄養とがん

大腸がんに罹患する

私は、八十九歳で大腸がんに罹患しました。二〇一八年八月二〇日、健康長寿医療センター外科で、金沢伸郎部長により、S状結腸が全摘されました。

年をとると、どうしても便秘の傾向になってきます。私もときどき緩下剤を服用してきました。それが全然、効果がなくなり、便秘、下痢、嘔吐などが現れ、血便まで出るようになりました。そこでがんを疑うべきでしたが、以前に罹患した痔のためかと思い、放置しました。医師でありながらこうした誤った判断を下すなど、全く忸怩たる思いがします。実はイレウス（腸閉塞）の状態になりかかっていたのでした。

以前勤めていたことのある東京都健康長寿医療センターに入院し、大腸内視鏡で内腔をふさぐほどのがんが発見されたとき、私はこれが諸悪の根源かと、むしろほっとした思いがしました。幸いにしてリンパ節などへの転移はなく、術後すぐから歩く練習をして、次第に体力を回復し、現在は元気になっています。

考えてみると、外部に通ずる栄養摂取の消化管は、また、がんの好発部位でした。食道がん、胃がん、胆道がん、肝臓がん、膵臓がん、大腸がん、直腸がんなど、手術を受けた人は少なくないと思います。私の家内も胃がんの摘出術を受けています。がんは遺伝的要因と環境要因とによって起こるといわれますが、高齢者の場合は、ほとんどが後天的な環境要因によるものといわれます。それは健康長寿への道を大きく阻害するものです。

胃では、がんのみでなく、潰瘍という病気があります。胃は強酸性なので、胃潰瘍は胃酸過多として、重曹のようなものが投与されましたが、全く無効で蟷螂の斧でした。漱石は六回も吐血をして、四十九歳で亡くなりました。伊豆修善寺で吐血を起こし、意識を失いました。『思い出す事など』がそれを記述した作品で、臨場感があり、名著と思います。ただ潰瘍の吐血は、一般にはコーヒー残渣様となりますが、漱石の場合は新鮮血でした。

現在は、幸いにして英国のブラックがＨ２受容体遮断薬シメチジンやプロトンポンプ遮断薬を開発し、胃潰瘍に卓効が見られるようになりました。さらにまたオーストラリアのマーシャルとウォレンによるピロリ菌の発見とその臨床応用により、胃潰瘍はもとより胃がんの激減を達成しました。この両者はともにノーベル賞を受賞しています。

胃液は強酸性だから、細菌は住めないだろうという先入観が昔からありました。このためピロリ菌が発見されていても、無視されていたのです。こうした先入観は、自然科学の発展を阻害します。実際は、細菌は極度の熱や寒冷、酸性とアルカリ性などの環境でも、充分生存していけるのです。

光岡知足　腸内細菌学を創始

私の高校時代のクラスメートに、光岡知足という人がいます。高校時代は、あまり目立つ存在ではなく、私も深い交際はありませんでした。ところが彼は、国際的にも有名なすごいことを成し遂げたのです。

彼は一浪の後、東大農学部畜産学科に進学しました。そこで学んだすべての講義が楽しく、興味を持ったそうです。大学院では細菌学教室に進み、越智勇一教授の指導を受け、「ニワトリの腸内細菌叢に関する研究」というテーマをいただきました。これが彼の研究の出発点です。彼は腸内細菌に関する内外の百数十編の論文を整理し、三編の修士論文として発表しました。さらに腸内細菌叢培養の方法を考案し、成人の腸内にビフィズス菌が優勢菌として棲息していることを発見しました。ところが乳児の細菌が成人に永住しているはずがない、何かの間違いだとの当時の「常識」により、学会では一顧にもされませんでした。腸内細菌の研究は、東大でもまだ黎明期にあったのです。光岡は自分の研究成果に自信を持ち、多数の腸内細菌の培養法を開発し、国内はもとより全世界を驚かせました。その後、東大から理化学研究所に移り、ドイツに留学してドイツ人の研究に対する不屈の態度を学びました。

光岡は帰国後に、十二連の多発株接種装置を開発し、さらに二百七十株用自動細菌同定装置の開発にも成功し、二百五十倍の速さで細菌を同定することができるようになりました。彼を慕って多くの大学、研究所から若者が集まり、光岡学校ができました。彼らには所員と同等に自由に楽しく研究をさせましたが、不正な行動にはきびしく当たりました。

このようにして、腸内フローラ（フローラとはお花畑という意味）の生態学的法則を基盤とした「腸内細菌学」という学問分野が樹立され、学会誌も刊行されるようになりました。ヒトおよび動物の腸内フローラの詳細な生態学的な解析からは、腸内フローラの加齢現象の発見、ヒトの腸内フローラの個人差・日間変動の発見、ビフィズス菌の伝播・定着様式など、生態学的法則が次々と発見されました。それはまさしく健康長寿への道であります。

光岡が発見した腸内フローラは、種類が千を超え、その総数は百兆個もあり、重さは一・五キログラムもあるといわれます。それは、善玉菌、悪玉菌、日和見菌に分けられています。日和見菌というのは、状況によっては善玉菌にも悪玉菌にもなり得る細菌です。善玉菌の代表は乳酸菌類、日和見菌はバクロイデス、悪玉菌はクロストリジウムです。高齢者では、善玉菌が少なくなる傾向があります。抗生物質を使うと、クロストリジウムによる下痢腸炎を起こすことがあります。

光岡の六十年にも及ぶ研究により、機能性食品（ヨーグルトやオリゴ糖、殺菌酸乳の長寿・保健効果など）の研究や開発も進みました。光岡の発見は、はじめは受け入れがたいことが多かったものの、仮説として挙げたものは今や定説となり、現在では常識になっているものが多いのです。「善玉菌」「悪玉菌」という言葉も、彼が提唱したものです。一九九七年に提唱したバイオジェニックス理論も、最近になってようやく注目され始めています。

二〇〇七年五月十七日には、発酵乳、乳酸菌、腸内細菌などの研究で、すぐれた業績を上げた科学者に贈られる、世界最高峰国際賞の「メチニコフ賞」が授与されました。現在では、東大名誉教授、学士院会員となっています。

存在感が薄かった高校生のときの彼を思うとき、自然科学の分野における独創性、視野の広さ、謙虚な人柄がそこに隠されていたと思います。彼は「創造の成果は、純粋な心で、努力を重ねた結果、授けられるものである」との確信を述べています。

小腸はすごい機能を持つ

私は多数の高齢者の剖検に立ち会いましたが、病理学者は小腸に関心を向けることが少なかったように思います。小腸は長さが六～七メートルもあり、腹部のなかでとぐろをまいているような臓器です。がんが稀なので、病理学では無用の長物に見えたのかもしれません。だが広げるとテニスコートくらいになるといわれます。そこには、食物による栄養の消化、吸収という重要な役割があります。そのために小腸の細胞には多数の繊毛といわれるひだがあり、この繊毛の上にさらに微繊毛があります。何しろ外界とここで接するのだから、その機構は複雑です。

小腸は、免疫系においても重要です。免疫細胞の六十パーセントがここにあるといわれています。腸管免疫は、有害な異物は排除するが、無害な異物は見て見ぬふりをするという、きわめて高度な対応を実現させています。粘膜上皮細胞の間には、多くのT細胞や樹状細胞があり、パイエル板というリンパ組織があって多彩な活動をして全身の免疫機構を形成しているのです。

小腸上皮には、神経系のネットワークがあります。それは自律神経系となります。とくに副交感神経は腸の蠕動を支配しています。セロトニンという幸せホルモンの九十パーセントが小腸で生成され、二パーセントが脳に送られてその機能を発揮します。朝、太陽光線を浴びると、セロトニン分泌を促進するといわれています。脳と腸は相互に影響しあって、体の調子を整えているのです。

腸管の内皮細胞は、生体の機能にとって中心的役割を担っていますが、その寿命は、わずか五日です。細胞はこうして常に新しく生まれ変わっていくのです。

高齢者の便秘

肛門から出る糞便は、すべてが食物残渣と思ったら間違いです。そのほとんどは水分ですが、固形分としては三分の一が死んだ細菌、三分の一が脱落した上皮細胞、そして残りの三分の一が食物残渣といわれます。健常者の便は、適度の固さと色合いを持っています。だから排便後はすぐ流さないで、自分の排泄物をよく見ることが大事です。糞便性状の図表も公開されています。なお大腸には、消化・吸収の働きはありません。水分を吸収して、適切な排泄物を作るというのが、その役割です。

高齢者では、便秘が多くなります。ただ何を以て便秘というか、定義ははっきりしてないのです。人によっては一週間、通じがなくても平気な人がいます。私は三日も通じがないと何となく気になるので、整腸剤を服用しています。排泄された糞便の性状を、よく見るということが大事です。「快便に馬鹿なし」という言葉がありますが、快便があるとすっきりして元気が出るものです。

高齢者に便秘が多いのは、動かないということが関係します。便秘予防には、①毎日習慣的に歩くこと、

②食後三十分に必ずトイレに行き、排便の行為をすること、③食物繊維をとること、この三箇条が必要と思います。食物繊維では、私は時々、納豆にキムチをかけて夕食に食べています。また昆布、ワカメなどの海藻には、日本人は特異的に働く酵素が腸管内にあることが知られています。

寝たきりの人は、ほとんどに便秘があります。ある老人ホームでは、全員にカマを投与しているということを聞きました。カマとは、酸化マグネシウムのことで、昔から生理的といわれて臨床で使用されてきました。しかし米国では、カマはマグネシウムがあり、ときに腎機能障害を起こすということで使用されていません。生活習慣をよくすることで、便秘はある程度予防できます。とくにウォーキングは腸管に適度の刺激を与えて蠕動を促進するので推奨します。

最近、便秘がある人はない人に比べて死亡率が有意に高いことが知られてきました。排便時の力みが、血圧を上昇させ、循環器疾患発症を促進するのです。場合によって消化器科医師と相談することを勧めます。

十．高齢者の糖尿病

私には糖尿病があります。六十五歳ころから、年一回の血液検査で見ると、HbA1c（ヘモグロビンA1c）の値や血糖値から、糖尿病と診断されています。HbA1cとは、過去一〜二カ月の血糖値の平均を表します。高齢者の基準値は七％以下ですが、私の値は八〜十％です。任意時刻の血糖値は、二百mg／dℓ以下とされていますが、私は二百五十を超えています。ただ自覚症状は全くありません。

糖尿病の合併症として、網膜症、腎症、神経症、血管症などがあり、失明、腎不全、下肢切断などという、命にかかわる重篤な病気を起こします。糖尿病は、膵臓のランゲルハンス島から分泌されるインスリンに問題があります。インスリンの分泌が不足か、その効果が見られないかのいずれかで、グルコース代謝に異常を来します。

ただ驚くべきは、その慢性合併症の生体に与える大きな障害です。
まず眼の網膜に大きな変化を来します。高齢者の失明の首位に糖尿病性網膜症が挙げられています。
二番目には、血管に与える障害です。それは心筋梗塞、脳梗塞の重要なリスク因子であり、また毛細血管に至る細い血管壁に障害を与えることも知られています。至るところの血管に障害が認められているのです。

三番目には、神経症があります。末梢神経障害があり、下肢などで触覚が鈍り、足先の感覚がなくなります。認知症には、糖尿病が関係しています。脳障害と血管障害は相まって、足の指先の壊死を起こし、患部が黒くなってしまいます。歩行もできないので、下肢の切断となります。

最後に特筆すべきは腎障害です。現在、透析の原因で最も多いのが糖尿病性腎障害で、最近は高齢者に多発しています。一般に、腎機能は年齢と相関して低下します。昔、剖検で高齢者の腎臓を見たとき、それが年とともに小さくなっているのが印象に残っています。萎縮腎といわれるものです。

腎臓の機能は実に複雑で巧妙です。糸球体でまず濾過し、それからゆっくりと細尿管を循環して、濾過された原尿のほとんどを再吸収し、生体にとって最適な尿を生成する機序に驚きを感じます。その間に、さまざまなホルモン、サイトカイン、神経刺激を受け、全身の健康維持を図っているのです。人知の及ぶところではありません。

透析は週三回、一回四時間、安静を強いられます。生きている人間にとっては、かなりの負荷になりますが、それでも人によっては何十年という長期を生きることができるのです。透析を受けるか受けないかの選択は、患者に委任されます。受けないという選択肢をとる人も少なくありません。そこには人生観がからんでいます。透析に要する費用も膨大で、医療費を大きく増加させています。

医学の進歩で、私たちはさまざまな恩恵を受けて長生きできるようになりました。だがどんな人でも、老化の進行は避けられません。糖尿病は老化に拍車をかける全身病です。それは健康長寿の大きな障壁になります。

誰でも年をとれば糖尿病になります。ただ高齢者では、放置して支障のない糖尿病があります。それを薬剤やインスリンで無理に低下させると、低血糖を起こします。低血糖は、糖に依存する脳を障害して重篤な状態を起こします。糖尿病の治療では最も注意すべきですが、高齢者では食事がとれない状況でも、薬だけはということで低血糖を起こすことが少なくないのです。

後期高齢者では、高血圧でも、どの値から降圧薬を服用するかが問題となっています。同じことが糖尿病についてもいえます。とにかく健康長寿への道を妨げる糖尿病と高血圧という慢性病に対しては、賢明な対処をする必要があることをよく認識してください。

十一．高齢者の脳神経系

脳は不思議　デカルトの誤り

脳は、不可解で、不思議で、魅力に富む臓器です。剖検時に頭蓋をのこぎりで割って、大脳をそっと取り出します。それはしわが寄った豆腐の固まりのような臓器で、すぐにメスを入れることはできません。ホルマリンで固定した後にメスを入れます。

私が常に疑問に思うのは、自分とは何かということです。たとえば、自分の腕を見て、これは自分の腕だと思う、顔でもそうです、心臓も自分の心臓だと思う、しかし自分の脳を自分の脳だと思う、その自分とは誰のことか、自分という意識は脳から出ているのではないのだろうか。デカルトに「我思う　ゆえに我あり」という有名な言葉があります。だがこの有名な言葉に、正面切って反対した神経内科医がいます。

米国のアントニオ・ダマシオは、『デカルトの誤り』を二〇〇五年に著わし、ベストセラーとなりました。

そのなかで、ゲージという米国鉄道の現場監督のことを書いています。彼は、爆発事故で鉄棒が前頭部を貫通したものの、奇跡的に意識を失わず、身体能力にも障害を受けなかった。にもかかわらず性格が一変し、温厚、有能で、部下から慕われていたのが、反社会的となりました。下品で移り気で協調性を欠き、人に敬意を払うことがなくなったのです。ダマシオは同様に前頭葉の腫瘍を切除後、性格が一変した女性の例も引用しています。そこから意識や性格には、身体状況と不可欠に結びついた情動と感情が関与していると主張しました。

一般に現在の脳科学者は、デカルトを信じていません。意識は脳から出たものであり、その機序が盛んに研究されているのです。そうなると自分という意識は、脳から出たものであり、脳が自分の司令塔ということになります。

脳の機能・老化・疾患

成人脳には、百四十億個に及ぶ神経細胞があり、たくさんのシナプスという突起で他の細胞とネットワークを形成しています。脳細胞は原則として分裂することがなく、年とともに細胞が失われ、その数は平均して一日に十万個に及ぶといわれます。したがって高齢化にともなって脳は萎縮していきます。残った細胞も老化の影響を受けており、それがさまざまな障害と疾患を起こします。また最近では、ニューロン以外のグリア細胞も重要な機能を営んでいることが明らかになってきました。

脳は不思議な臓器です。それは頭蓋という入れ物のなかにあり、全体の重さは体重の約十分の一、六十キロの人なら約六キロです。脳に入るには血液—脳関門を通らねばなりません。それは脳に必要な物質を血液中から選択して脳へ供給し、逆に脳内で産生された不要物質を血中に排出する動的なインターフェースです。代謝としてブドウ糖を消費し、基礎代謝の三分の一を消費し、インスリンと関係があります。循環血液量も酸素消費量も多いので、血流が遮断されると三分で回復不能となり、五分で死に至ります。したがって脳の血管障害は早急に対処する必要があります。

脳と心臓は原則として細胞分裂をしません。したがってこの二つの臓器の年齢は、個体の年齢と同じです。老化が進行しても細胞自体が変わらないので、老廃物が蓄積してきます。中枢神経疾患の多くが、人生の後半期に発病します。認知症、パーキンソン病のほかにもＡＬＳ（筋萎縮性側索硬化症）などさまざまな難病が、高齢期に多発しています。脳と心臓という二つの非分裂細胞臓器が人間の寿命を握っているということは、何か象徴的なことのように思います。

脳には驚くほどの機能があります。それは感覚と運動の中枢です。意識があり、喜怒哀楽があります。言語機能と書字機能があり、記録を後世に残し、創造性から科学が発達しました。そこに学習、記憶、保存、検索などの機能があります。

高齢者には、さまざまな脳神経疾患があります。なかでも脳血管疾患（脳梗塞、脳出血、くも膜下出血）は死因としても要介護障害の原因としても重要です。

認知症について

変性疾患の代表が、認知症（アルツハイマー病）とパーキンソン病です。パーキンソン病では、手指の震え、固縮（抵抗感）、無動、歩行障害、仮面用顔貌など、多彩な症状がありますが、脳内にはレビー小体という色素が沈着されています。さまざまな治療法があっても、根治することはできません。

アルツハイマー病は、六十五歳以降、加齢とともに五年ごとに倍増するほどに、年齢と深い関係があります。百歳老人の八割に認知症が認められるといわれます。こうなるとそれは病気なのかという疑念さえもが起こります。

長谷川和夫先生（元聖マリアンナ医大学長）といえば、「長谷川式簡易知能評価スケール（ＨＤＳ－Ｒ）を開発した認知症の大家です。私は面識があり、一緒に仕事をしたこともあります。二〇二〇年二月で九十一歳、私も三月で同年齢となりました。長谷川さんは、八十八歳のとき、自分が認知症であるとマスコミに発表し、世間を驚かせました。もの忘れがひどくなり、日常生活が不能になって専門医の検査により認知症と診断されました。長谷川さんは、「認知症は暮らしの障害」と述べています。当たり前のようなことができなくなるのです。

認知症は今や、どこの家庭でも見られる難病となりました。社会の急速な高齢化が関係していますが、さまざまなストレスなどもその発現を促進しています。私の五歳下の妹も、伴侶である開業医が急逝し、バブルの影響で財産を失い、孤独な生活に耐えられず、認知症となりました。老人ホームに入れた時ここは地獄だと言いました。その後、言語を失い、寝たきりとなり、数年後に誤嚥性肺炎を発症しました。入院で回復しましたが、担当医は胃瘻を勧めました。もう末期にあり死を控えたものにどうして胃瘻が必要でしょうか。ホームに帰って酸素吸入のみ行い、間もなく亡くなりました。これがありふれた認知症の経過でしょう。

認知症の脳では、βアミロイドなどが蓄積した老人斑や神経原線維性変化と呼ばれる異常な蛋白からなる構造物が見られます。これらが多いのがアルツハイマー病の脳変化ですが、それは病の発症する以前から見られることが知られています。脳病変が画像で認められても、初期には認知症を発症していないのです。この両者の関係を疫学的に解明したのが、修道尼研究（ナン・スタディ）です。

ナン・スタディ（修道尼研究）の意味するもの

疫学的研究では、対象となる集団がなるべく均一なのが望ましいのです。米国ケンタッキー大学教授で疫学者のディヴィッド・スノードンはこうした見地から、ノートルダム教育修道女会の修道女（シスター）千二十七名を対象として認知症研究を始めました。年齢は七十五歳から百六歳、平均八十六歳で、一九九一年から毎年、精しい身体認知機能検査を行い、年を追ってその成績からどのような人に認知症が発症するかを追跡しました。修道尼のようにすべての人が同じ日常生活を送り、敬虔で生涯を信仰に生きる集団であっても、認知症が加齢の疾患である以上、その発症は避けられません。シスターたちの教育程度は驚くほど高く、八十五パーセントは学士号を持ち、博士号は四十五パーセントが持っていました。

　こうした統一された集団において、亡くなった後に剖検で脳を調べるということは、とてつもなく大きな研究となります。スノードンは有志を募って、本研究への協力を呼び掛けました。二十パーセントくらいと推定していたところ、実に六十六パーセントから献脳の申し出がありました。そこには亡くなっても世の中のために役立ちたいという崇高な願いが現れています。

　その成績も驚くべきものがありました。認知機能の成績とその変化は、当然のことながら剖検脳の老人斑やタウ蛋白などの多寡や分布による評価とよく一致し、相関がありました。しかし、百歳になっても認知機能が正常で、脳病変に乏しい症例があり、高度の病変がありながら生前の認知機能は健常な例もありました。こうした症例はさらに年をとれば認知症となるのかもしれません。そうなる前にがんなどで亡くなったともいえます。

　スノードンは、認知症発現に関する因子として、修道院に入る際の各自が書いた文書に注目しました。自筆の文書を言語学的に分析し、その意味密度が高いものは認知症になりにくいということが明らかになりました。意味密度とは、語彙が豊富で理解しやすいことです。こうなると認知症罹患のリスクは、若いときに予測されるのかもしれません。

認知症は予防できるか

　認知症は予防できるでしょうか。

　認知症は、年齢との相関が大きいので、年をとるとともに発症リスクが増大します。健康長寿の道としては何とか予防したいと思います。その鍵は、生活習慣にあります。認知症も生活習慣病なのです。私としては、以下の三箇条を推奨したいと思います。

第一は運動習慣です。運動については、週三回、一回三十分以上がスタンダードとして推奨されています。しかし私は毎日歩くことを勧めます。歩くときは、ひとりで歩きます。目安は、八十歳からは一日六千歩です。私は八十九歳で大腸がんの手術を受けてから、午前三千歩、午後二千歩以上歩くことを日課としました。現在ではそれが習慣となり、スマホの歩数計でチェックしています。歩くときは、背筋を伸ばし、腕を振って、姿勢を正しくします。別に速く歩く必要はありません。歩くことは楽しいのです。五千歩以上、歩くことが習慣になってきました。

第二は、毎日、日誌をつけることです。私は数十年前から日誌をつけてきました。昔は毎年、新しい市販の日記帳を購入し、その枠内に毎日の出来事、所感などを記入しました。しかし日記帳がかさばること、自分で書いたものでも肉筆では読みにくいことが難点でした。その後、パソコンを利用するようになり、現在はワードで毎朝、毎晩、日記を記録し、一カ月が終わると要約を書いてプリントし、ファイルに閉じておきます。前日の日誌を書くのは容易ではありません。忘れるからです。忘れるというのは、高齢者につきものです。コンピューターは忘れることができません。忘れるというのは生体にとっての機能です。忘れることに心配はいりません。ただ常にメモを取るということが大事です。メモを手元におくことは、時々刻々、日誌をとっていることになります。

第三に一番大切だと思うことは、毎日、よりよく生きようという意志を持つことです。前向きで向上心があり、日々に新たにという気持ちを持つこと、これが一番大事な健康長寿の王道であると、私は思っています。このことについては、後の章でもう一度、述べます。

十二、高齢者の免疫系

新型コロナウイルスについて考えたこと

昨年（二〇一九年）十二月、中国武漢市で発症した新型コロナウイルスは、今や世界に蔓延する勢いを示しています。さまざまな不手際がありましたが、全貌が次第に明らかになってきました。それは驚きの連続でした。中国では初期の情報秘匿という対応の誤りがあり、我が国では大型クルーズ船における感染の増加、韓国では新興宗教の集まりから感染の爆発など、常に意表をつかれています。

考えてみると、生物か無生物か分からないようなウイルスに、ホモ・サピエンスがおびえているのです。武漢市では、どの家でも戸を閉め切って閉じこもり、市街はひっそりとして、誰もいないという状況に陥っていました。

外部からこのように細菌やウイルスなどが侵入した際、生体はまず免疫系が作動され、感染源に立ち向かうという機序があります。したがって課題は個々人の持つ免疫機能に依存しています。その機能は加齢とともに低下していきます。

大型クルーズ船ダイヤモンド・プリンセスの乗客を見て、高齢者が多いのに驚きました。おそらく老後をゆっくりと豪華客船で旅行したいと思ったのでしょう。それが裏目に出ました。免疫系の機能は、加齢にともなって顕著に低下します。免疫は自然免疫と獲得免疫に分かれますが、老化が大きいのは獲得免疫にあります。

特に大事な二つの項目があります。その一つが胸腺の萎縮です。胸腺というのは、心臓の前を覆うような柔らかい白っぽい臓器で、その重量は十歳代前半で最大の三十五グラムになり、以後急速に萎縮し、高齢者では一～五グラムと痕跡をとどめるほどになります。胸腺ではさまざまなT細胞の熟成が行われ、これらが協力して獲得免疫の機能を担っています。この機能が高度に減弱するのです。

もう一つは、骨髄が赤色から黄色に変化することです。骨髄はすべての血球を産生する臓器です。赤い活動性の組織が次第にその働きを低下していきます。

免疫細胞は、炎症を起こします。皮膚のおできは、癤《せつ》といわれ、発赤、痛み、熱、腫脹の四つが特徴です。しかしこうした急性炎症ではなく、体内で炎症反応が長期にわたってくすぶっているのが、慢性炎症です。高齢者によく見られる帯状疱疹とかリウマチ性多発筋炎などは、免疫低下の現れで、ストレスに関係します。また動脈硬化、認知症なども、慢性炎症と関連するといわれ、現在、免疫学者の注目の的となっています。慢性炎症の指標となるのが、血中の高感度ＣＲＰの値です。これを常に低く抑えておくことが大事です。

免疫機能を維持するには、ストレスに曝されないということが、最も重要です。そして常に前向きに志向する生き方が大切です。「彼を知り己を知れば百戦殆うからず」は、孫子にある言葉です。コロナウイルスに対処するには、自分自身を知ることも大切です。

とにかく免疫機能が衰え、自己と非自己との区別がつかなくなり、ウイルスや細菌のみでなく、自分のコレステロールや尿酸などの体内物質にまで慢性炎症を起こすようになるのです。動脈硬化、糖尿病、慢性閉塞性肺疾患、関節リウマチ、肥満、がん、認知症に至るまで、免疫機能の不全によるところが多いことが知られてきました。それが、健康長寿の道を妨げています。

十三．老衰とは何か

老衰という死因

高齢化が進行すると、老衰という死因が表に出てきます。だが老衰という病気はありません。生老病死という言葉にあるように、人は病気で死ぬのであって、老化で死ぬという考えはありません。したがって老衰という名前が、死因に出てきても、それを解析する手段がないのです。

厚労省が公表した二〇一八年の人口統計によると、老衰は脳血管疾患を抜いて第三位になりました。五位までの死因と死亡数，人口十万対死亡率は、次のようになっています。

①悪性新生物	三十七万三千人	死亡率三〇〇
②心疾患	二十万人	一六七
③老衰	十万九千人	八八
④脳血管疾患	十万八千人	八七
⑤肺炎	九万四千人	七六

これを見ると、三位から五位までは、大差はありませんね。だが脳血管疾患と肺炎は、れっきとした病気です。また九十五歳以上になると、老衰が死因の首位を占め、心疾患、肺炎の順になるのです。

死因の病名は、病理学者が決定権を持っています。尼子富士郎院長の浴風会病院から東京都老人医療センター（現東京都健康長寿医療センター）初期に至る間、ほとんど百パーセントに近い剖検が実施され、ＣＰＣ（臨床病理検討会）も定期的に行われていました。指導者は大津正一という老年病理学の碩学で、高齢者の死因を詳細に検討するとともに、老化、動脈硬化などにも検討を加えられました。大津は九十歳以上で亡くなった人の死因は七十歳代、八十歳代で亡くなった人とは、死因が異なるのではないかと疑い、剖検所見を多数例について比較しました。その結果分かったことは、両群に差異がないということでした。剖検で老衰と診断がつけられるのは、二、三パーセントにすぎませんでした。

江崎行芳らは、百歳以上で亡くなった超高齢者四十二例の剖検結果を検討し、次のように述べています。

「対象の四十二例のすべてに妥当な死因があった。敗血症十六例、肺炎十四例、窒息四例、心不全四例であり、肺炎の多くは誤嚥性であった。悪性腫瘍は十六例であったが、そのすべてに上記死因があり、がんが死因となった例はなかった。超高齢者では、①免疫機能の低下、②嚥下、喀出機能の低下が致死的な病態と結びつきやすい。このことと、〝老衰であるが故の自然死〟とは関わりがない。老衰死なる言葉に科学的意義があるとは考えにくい」

以上は、死因を究明する病理学者の立場からの、率直な意見と思われます。ただ重要なことは、高齢になるほど、若年では問題にならないような些細な変化が死因となるということです。

さらに重要なことは、症例の約半数に認知症があり、その長さは平均四年で、なかには十一年という人がありました。認知症やパーキンソン病は、超高齢者の死因に大きく関係しています。しかし脳では剖検時に、血管障害という実体がなければ死因にはならないのです。

最後に、病名に顧慮せずに、超高齢者はホメオスタシスの失調で亡くなるという立場をとる人がいます、スタンフォード大学のフリースは一九八〇年、自然死についての論文で、高齢者はすべてホメオスタシスの失調で亡くなるのだと述べています。ホメオスタシスは生理学者キャノンの提唱した概念で、生体恒常性と訳されています。生体はフィードバック機構により、内部環境の恒常性が維持されるが、その機能が作動しないと死に至ると述べています。次の文は、キャノンの著書『人体の叡智』にあったものです。

「我々の体が極めて不安定であること、極めてわずかな外力の変化にも反応すること、そして好適な条件が失われたときに、その分解が速やかに始まることを考えると、それが何十年にもわたって存在し続けることは、ほとんど奇跡であるように思われた。

生体は生存を続けてゆくうちに、細胞は障害となるような物質をその内部に蓄積し、あるいは傷ついて回復不能となったり、年とともに退化したりして、ついには臓器はその役割を果たすことが出来なくなり、生体の働きに終止符を打つ」

これは老衰の根幹を示すもので、その慧眼に敬服します。

平穏死と老衰死

老衰死を臨床医がどのように捉えて、診断し、対応するかは、現在大きな問題となっています。年をとると次第に食欲が低下し、体重が減少します。それが、がん、心臓病、脳血管疾患でなく、原因不明の場合、それが八十歳以上のとき、臨床医は老衰とみなします。

問題は、食欲がなく、自立ができなくなった場合、どのように対応するかです。日本ではまず点滴で水分を補い、ときには栄養確保のために胃瘻を設置するということを考えます。しかし、西欧では何もしないというのが最も多い選択肢なのです。食事がとれなくなり、体重が目に見えて減少するというのが、老衰による自然死の重要な特徴です。それが西欧における共通の認識になっています。意識の上では、覚醒時間よりも傾眠傾向を示します。

日本の病院では、とにかく栄養確保のため、経管栄養という処置を実施します。ところがこうした処置は、水分過剰、褥瘡などの副作用を起こし、延命の上で何もしないと同じという結果が出されてきました。

しかし何もしないというのでは、家族が納得しません。少しでも延命となるような処置を家族は望んでいます。そこには世間体ということもからんでいます。

延命かケアのみの平穏死か、この選択は患者、親族、医師のそれぞれの立場で意見が分かれます。とにかく何もしないという選択をとる場合は、事前によく話し合うことが重要です。西欧で当たり前に行われていることが、我が国では問題になります。

考慮すべきは、老衰死は自然死であるという認識です。生体はすでに生きる力を失い、諸臓器は不可逆的な退行性変化が進んでいます。電灯がひとつずつ消えていくようなものです。最後に残るのが、脳です。それも機能を失って、意識が朦朧となります。だから老衰死では苦悩ということがありません。ある意味では、幸福な自然死とみなすことができます。健康長寿の道ともいえるでしょう。長い間を自分らしく、満足して生きてきたものにとって、命が終わる最期のときに、延命処置によってほんのわずかな苦痛の時間が加わることに何の意味があるでしょう。

幸いな死の評価は、Quality of Deathという言葉で表されてきました。それは国際的なスケールで、評価されます。そして英国は、常にその首位を占めてきました。ケアに当たる人は、二年間くらい研修を受けます。彼らは患者に寄り添い、友人のように患者に接します。生と死は、成り行きなのです。生のなかに死があり、死のなかに生があるのです。私たちは、こうした考えと行動について、英国に学ぶべき点が多いと思います。それが健康長寿の道にほかならないのです。

十四．高齢者の急死

高齢者は急死の頻度が高いことが知られています。浴槽で亡くなっていたとか、朝、起床時に死亡していたとかいう話は、身内や知り合いからよくきかされます。

WHOでは突然死を「発症後から二十四時間以内の予期せぬ内因性（病）死」と定義しています。不慮の死というのが高齢者につきものです。

浴槽内での死は、二〇一四年には約五千三百件でこれは交通事故死の約四千百件を上回ります。七割が七十歳以上です。性差はなく、冬が夏の約十一倍といわれます。寒気が関係しているのです。したがってまず脱衣場と浴室の温度差をなくします。脱衣場には小型のヒーターを置き、浴室は入る前に湯のシャワーを流して、浴室内の温度と湿度を上げます。お湯はあまり熱くしないこと。私は四十二度にしています。肩を出してといわれますが、日本人は首までつからないと満足できません。熱い湯に入ると血圧が上がり、熱中症になります。ヒートショックといわれています。入浴では血圧の変動が大きいのです。適度の温度でリラックスしているときでは、体の血管が拡張しているので、脳血流は減少しています。このため浴槽から出るときに失神して溺死することがあります。縦方向につけた手すりをしっかり握って浴槽から出るようにしましょう。脳卒中や心臓発作を入浴時に起こすことが稀ではありません。高齢者の入浴では、誰かが付いていて時間をモニターしていると安心です。

前にも述べましたが、窒息死も高齢者に多く、正月に老人ホームでは餅を出さないようにしています。とくに脳卒中罹患者は、嚥下反射、咳反射に障害があるので窒息を起こす公算が大きいと思います。対応は気道を確保し、急激に気道内圧を上げます。咳をさせ背中を叩いたり、胸骨部を5センチくらい沈むほどに強く押すようにします。

心臓突然死は、心臓病患者にはよくみられますが、一見健常にみえる高齢者でも起こることがあります。心電図でみると、心室細動または心室頻脈を起こしている例が多いようです。心房細動は、心室に刺激が伝わり収縮するので、致死的となることはありません。しかし心室細動はポンプ機能を営む心室が動かなくなるので、すぐに心臓マッサージを行う必要があります。胸骨を毎分百から百二十くらいの回数で強く押します。とりあえずはこのマッサージを実施し、一方では一一九番電話で救急車を呼びます。ＡＥＤ（自動体外式除細動器）で電気ショックを与えます。すると心電図ではすべての波形が消え、元の調律に復帰します。ＡＥＤが広く普及し、一般人も扱えるようになって、心臓突然死も大幅に減少しました。

高齢者では以上のように、心肺停止を起こすことが多いので、咄嗟の対応を誤まらないように注意する必要があります。

十五．高齢者医療はいかにあるべきか

老年医学的総合機能評価法、ＣＧＡとは何か

高齢者の特徴は、ひとりの個体が複数の疾患を有することがまず挙げられます。症状は多彩で、気づかないうちに病気が進行しており、認知症、転倒骨折、薬剤副作用、視力・聴力低下、歯周病などの病気や障害が進行していきます。それは、六十代、七十代、八十代、九十代と年齢が進むにつれて加速し、死の

確率が上昇します。

現在の医学は専門化の傾向が、強化されています。内科という科は等閑にされ、循環器科、呼吸科などと分化してきました。高齢者は、ひとりでいくつもの病気を併有するのが特徴なので、患者は臓器別内科はもとより、他の診療科をも回り、それぞれで薬をもらうということになります。その結果、薬物が多くなり、副作用を起こします。

これを統一し、ひとりの医師が全体を診て、適切に処理するのが、老年内科です。ウォレンが言うように、老年内科は高齢者の多い病院には必ず設置すべきです。

老年内科は、単に病気を診察するのみではないのです。高齢者はさまざまな自立を妨げる障害を持っています。その障害にもれなく対処するのが、老年内科医の使命です。

生活機能を総合評価するに当たって、テクノロジーとなるのが、老年医学的総合機能評価です。これは国際的にＣＧＡと呼ばれています。Comprehensive Geriatric Assessment の頭文字をとったもので、現在は我が国でもＣＧＡという名称で広く用いられています。

ＣＧＡは大きく分けて、三つの部門があります。第一は日常生活評価（ＡＤＬ）です。第二は精神神経の領域で、認知症とうつ病に関するものです。第三は社会的評価です。

ＡＤＬの評価では、起居、歩行、排泄、摂食、洗面、更衣、階段昇降、入浴など、基本的な日常生活行為の可能性を見ます。これらができれば、在宅で自立できます。だが完全に自立するには、さらに電話、会計、外出、買い物、服薬管理、洗濯、料理などができなければなりません。これらを手段的生活機能（ＩＡＤＬ）といいます。さまざまな評価スケールがあり、点数で決められています。

第二に挙げられる精神神経の領域では、認知機能とうつ病とが主な柱となります。認知症は本人が知らない間に進行します。病識がないので手掛かりが必要で、いくつかの簡単なテストが開発されています。

うつ病に関しても、老年期うつ病テスト（ＧＤＳ）などがあります。認知症と思われていたものが、実はうつ病で投薬によって治癒したという症例が少なくありません。

第三に社会的評価があります。病気や障害が進行すると、要支援、要介護になりますが、その場合大事なのが、患者を取り巻く社会的環境です。キーパーソンは誰か、家族関係、住宅、経済、地域社会との関係をケアマネジャーが詳細に調査することが大事です。

チーム医療の重要性

ＣＧＡの施行は、老年内科医、看護師、理療師、社会福祉士、薬剤師、臨床心理士など、立場の異なる複数の人がチームを組んで実施されます。そこでは医師もチームの一員にすぎません。医師が上でその命令にしたがうような体制はここでは通用しません。

評価の対象となるのは、放置すれば機能障害が進行すると思われる虚弱高齢者や高齢者を対象とする病院、施設などです。年齢的には七十五歳以上の後期高齢者が主体となります。

ＣＧＡを実施した高知県香北町の経験

私は昭和五十二年、高知医科大学（現高知大学医学部）老年病科の教授に就任しました。当時の平木潔学長から、診療は循環器内科を担当するように言われました。しかし老年病科教授としての実績をいかに果たすべきかを常に考え、高齢者地域でＣＧＡ検診を施行することを決意しました。東大老人科のときに、長野県佐久市の集落でＷＨＯプロジェクトにしたがい、動脈硬化検診を実施した経験があります。

ただＣＧＡは、教室員はもとより老年医学会でも知る人はいません。私は何回か教室員と会議を行い、対象とした香北町の町長にも会って話をしました。香北町（現在は香美市に包含）は大学から車で二十分くらいのところに位置し、人口六千人、六十五歳以上の高齢化率は三十パーセントに達していました。自立者は七十五歳以下では九十パーセント、七十五歳から八十四歳は七十五パーセント、八十五歳以上では半数にも満たない状況でした。そこで一九九〇年から、七十五歳未満については、アンケートによる悉皆調査を実施し、七十五歳以上の後期高齢者についてはＣＧＡ検査を施行しました。それはＡＤＬ、精神心理、社会の分野をはじめ、血圧の体位変化、ボタン着脱による巧緻機能、アップアンドゴーテストなどさまざまなテストも加えました。

検査の結果は住民に説明し、栄養指導、運動教室などで健康長寿の道を教えました。その結果、八十歳以上の高齢者の自立度は毎年、目立って向上しました。同時に医療費も県平均を有意に下回りました。ＣＧＡを利用して地域住民の自立度を改善した報告は、国内はもとより海外でも稀でした。介護保険が導入されたのは、十年後の二〇〇〇年でした。それには香北町の成果が参考になったことと思われます。

介護保険について

高齢化が急速に進むと、どの家庭でも認知症や自立ができない障害者がみられるようになります。社会はこれに対応する必要があります。こうして二〇〇〇年に介護保険が発足しました。六十五歳以上の高齢者は、市町村に介護保険料を支払います。大抵が年金から引かれています。多様な高齢者の障害に対して、最適なサービスを提供するには、障害の適切な評価が必要です。それはケアマネージャーを中心として、行政、かかりつけ医などにより行われ、要支援1、2から要介護1から5までに割り当てられます。たとえば車椅子生活は要介護3です。入所希望が多い特別養護老人ホームには、要介護3以上という規定をとっている地域もあります。介護サービスを受けるのは、障害者の権利ですから、現在ある制度を理解して積極的にサービスを受けていただきたいと思います。

日本老年医学会と老年学会

健康長寿の道は、医学のみの占有事項ではありません。日本老年医学会の創設は一九五九年ですが、このとき老年社会科学会も創設され、両者を統一したものとして日本老年学会が二年に一度、学術集会を開催することとなりました。老年医学はジェリアトリック・メディシン（Geriatric Medicine）、老年学をジェロントロジー（Gerontology）と呼称します。現在、老年学会に所属するのは、老年社会科学会、基礎老化学会、老年精神医学会、老年歯科学会、老年ケアマネージメント学会、老年看護学会の六学会です。いずれもエイジング・老化を対象とする広い基盤があります。特に認知症に関心が持たれています。

しかし、私は何か物足りない感じがしています。ヘルシーエイジングとしての健康長寿を目標とした老年心理学の役割をも取り上げるべきと思っています。

老年心理学　マインドフルに年をとる

たとえばハーバード大学心理学教授のエレン・ランガーは、マインドフルに年をとることを重視し、次のように述べています。

- マインドフルとは、周りの環境や自分自身に対して敏感になり、たくさんの「気づき」を経験すること。世の中は毎日が新しいことの発見なのだ。
- 年をとることは、変化することだ。劣化することではない。
- ほとんどの人が、医者の言葉に無条件にしたがっている。何も考えずに数字だけをたよりにするのは危険だ。
- 前向きで明るいタイプの人は、病気に罹りにくく、病気からの快復も早い。
- 自分自身についての情報を集めていくうちに、自分が常に変化していることに気づく。これがマインドフルになるということだ。
- 人はいつか死ぬものだ。死ぬまでの人生なら、自分の力で何とかできる。頭のなかにある限界に疑問を持つのは、可能性の心理学で一番大切なことだ。

ここに書かれてあることは、自分も全く同感です。それからマインドフルネスという言葉が出てきました。それは瞑想を表します。ランガーは、マインドフルは気づきであって、必ずしも瞑想を必要としないと述べている点に注意すべきです。

ランガーは、長生きする人の特徴を、五つ挙げています。①ものごとを自分で決める人、②自分の体の声に耳を傾ける人、③楽観的な人、④思い込みにとらわれない人、⑤あきらめない人。これらは人生を楽しく送っている人でもあります。私は、内なる自分の体の声にしたがうことが、とくに大事だと思っています。マインドフルは禅語でいう「随処に主と作（な）れば立処皆真なり」に相当します。

第二章の要約

高齢になるにともなって、多様な疾患や障害がたくさん出てきます。どんな病気があるか、どんな障害を来すか、それらにいかに対処するかをこの章でまとめてみました。通読していただければ、大体のアウトラインは理解できると思います。介護される人、介護する人、介護・ケアというのが高齢者の現在の大きな課題となっているのです。なんとかして自立を図らねばならない。そのために色々な人物や事例を挙げて説明しました。なかでも強調したいのは老年医学的総合機能評価ＣＧＡの導入です。それは庶民の立場に立って、医療とケアをよりよいものとする土台です。老化と老年病についてのさまざまな課題を正しく認識することが健康長寿の道となります。

第三章　健康長寿の生き方を先人に学ぶ

私は九十年の間、両親、兄弟姉妹はじめ恩師、友人、後輩など、たくさんの人びとから教えられ、育てられてきました。作家の吉川英治に「吾以外皆我師（われ以外みな吾が師）」という名言があります。また「森羅万象皆吾が師なり」という言葉も、どこかで教えられました。師というと人間ですが、一切の自然もまた、私にとってはありがたい教訓を与えてくださいます。教えを受けるものにとっては、謙虚で素直な気持ちを持つことが大事と思います。

重要なのは、良心や道徳といわれている価値判断の基準を、自分の経験や思考を通して磨き、よりよいものとすること、常に向上心を失わないことであると思います。それには本を読むということが大切です。私は読書によって、人間性が鍛えられたと思っています。どんな本を読んだかを、ここに紹介したいと思います。

一・国内の人たち

私は二〇一九年五月、『健康長寿を先人に学ぶ』（幻冬舎メディアコンサルティング）という書物を出版しました。健康長寿には、その人の心、生き方が大事であるという考えから、貝原益軒、杉田玄白、徳川家康、佐藤一斎、福沢諭吉、渋沢栄一、内村鑑三、尼子富士郎の八名の略歴と生涯を要約して、その健康長寿の道を学びました。

しかし、実際に私が九十年という長い間に、感銘を受け、健康長寿へと導いた先人は、内外にたくさんあります。そのうち、国内ではすでに「先人に学ぶ」に書きましたので、それ以外の誰でも知っている文学者とその作品ならびに科学者とその業績について、感銘を受けた点を以下に述べます。

松尾芭蕉：五十歳（享年。以後同じ）。

芭蕉は、誰もが知る俳句という日本人特有の芸術を確立した漂泊の詩人です。「奥の細道」は、無駄のない最高の日本語で綴られた紀行文であり、そのなかに珠玉のような俳句がちりばめられています。私が好きな一句は、晩年に詠まれた次の句です。

「この道や　行く人なしに　秋の暮」

終焉は、門人に看とられて、激しい下痢と脱水を起こした赤痢によるものといわれます。自然を友とし、驚くほどの健脚で日本中を旅したその生涯に、感銘を受けます。

西行法師：七十二歳。

平安末期、北面の武士から世を捨て、僧として各地を行脚し、数々の名歌を残しました。「心なき身にもあはれは知られけり　鴫立つ澤の秋の夕ぐれ」はよく知られています。しかし私が最も心を打たれるのは、伊勢神宮で詠んだといわれる次の短歌です。

「何事のおわしますかは知らねども　かたじけなさに涙こぼるる」

かたじけなさには理屈なしの「自然への畏敬」の念があります。自然に生かされ、自然と一体となった心境、それはまた健康長寿の道でもあります。最期は、念願していた桜の花の下で、安らかに往生を遂げました。

夏目漱石：四十九歳。

漱石は日本人なら知らぬ人のない文豪です。しかし健康長寿の面から見ると、生涯、胃潰瘍に悩まされました。漱石は学生時代は、二度も富士登山をするなど、頑健な体をしていました。初期の作品の『草枕』、

『三四郎』などを読むと、のびのびとした自然との交流、諧謔、低徊趣味の味わいがあります。

しかし一九一〇年、漱石が四十三歳のとき、胃潰瘍に罹患して、東京の病院に入院しました。退院後の伊豆修善寺における療養中に、胃の大出血に見舞われ、意識を失い、生死の間をさまよいます。その間の記録が『思い出す事など』という作品になりました。これは色々な意味で名著であると思います。そのなかに漱石の人生観、死生観あるいは宇宙観などが、集約されているからです。

私にとっては、胃潰瘍は大学卒業後三十年というもの、不治の病でした。それが近年、受容体遮断などのすぐれた薬剤によって痛みから解放され、さらにピロリ菌の発見によって根本的に治癒することができるようになりました。現在の若い医師は、胃潰瘍の恐ろしさを知らないでしょう。外来で簡単に治せるのです。『思い出す事など』は、胃潰瘍とは、どんな病気かを、患者の立場から教えてくれます。

漱石は、生涯に六回も潰瘍の発作を起こし、最期も潰瘍からの大出血で亡くなりました。この持病が、漱石の生き方と作品に大きな影を落としているように思います。則天去私は諦めにも似た心境です。健康長寿への道が閉ざされたのです。しかし漱石にはたくさんの門下生がいました。それだけ人間的な魅力があったと思われます。

森　鷗外：六十歳。

高校生のとき、日本文学全集を読み、森　鷗外の作品に感銘をおぼえました。文章が簡潔で達意であり、社会的な意味があるように感じました。鷗外については、数多くの評論があります。軍医として最高位にまで昇格しながら、作家、翻訳家、芸術家、評論家としても抜きんでており、明治から大正の芸術を代表する人物です。私にとっては、大学医学部の先輩であり、『ヰタ・セクスアリス』、『高瀬舟』、『安井夫人』、『渋江抽斎』などが愛読書でした。このなかでも感銘を受けたのは、鷗外五十歳の時の作品『妄想』です。そこに鷗外の人生観が見られます。私は机上に置いて繰り返し読んでいます。

『妄想』は、すでに退職して海辺の松林に住む白髪の老人が主人公です。そこで過去を回想して自分の生き方に想いをめぐらします。

「自分がしてきたことは、役者が舞台の上で、ある役を演じているように思う。その後ろに何物かが存在している、それが実の人生なのではないか」。こうしてドイツ留学から現在までを顧み、その解を求むべく、厭世哲学書を読みふけります。だが無駄でした。このまま人生の下り坂を下っていけば、最期は死に至る。死ぬのは怖くない。死を怖れず、死に憧れもせず、自分の生き方がこれでよかったかと思います。「形而上学は、抒情詩に過ぎない。すべての人為のものの無情の中で、最も大きい未来を有しているものの一つは、やはり科学であろう。エリヤ・メチニコフの楽天哲学が、未来に属している希望のように、人間の命をずっと延べることも、或はできないとは限らない。かくして最早幾何もなくなっている生涯の残余を、見果てぬ夢の心持で、死を怖れず、死にあこがれずに、主人の翁は送っている」のです。

　この鷗外の思想は、九十歳を超えた私の同感するところです。自然科学の進歩は、驚くべき速さで物理学、化学、生物学、医学などの領域で発展し、寿命は、誰もが予測しないほどに延長しました。生きるということの理念も変わってきました。それでも生きるということより、「生かされている」という思いが大事です。健康長寿の道がそこにあります。

正岡子規：三十四歳。

「柿くえば鐘が鳴るなり法隆寺」の名句で知られる子規は、明治の時代に俳句と短歌の革命を起こしました。ところでその一生はまた、結核の苦悩に苛まれた生涯でした。「病牀六尺」の冒頭に「病牀六尺、これが我世界である。しかもこの六尺の病床が余には広過ぎるのである。僅かに手を延ばして畳に触れる事はあるが、布団の外へまで足を延ばして体をくつろぐ事もできない。甚だしい時は極端の苦痛に苦しめられて、五分も一寸も体の動けない事がある。苦痛、煩悶、号泣が絶えないが、それでも生きている以上、いいたいことをいいたいのである」とあります。

子規は、日清戦争に記者として従軍した際、喀血して入院しました。肺結核の発症でした。子規という名称は、血を吐くような鳴き声のするホトトギスに因んだものですが、その後「ホトトギス」という俳諧雑誌を発行しています。だが子規を苦しめたのは、脊椎カリエスです。カリエスとは、骨が腐るという意味です。脊椎カリエスの膿瘍に対して手術を受けましたが、これから外部へ膿が流れるようになり、さらに下方臀部にまで及んで神経を圧迫し、強度の疼痛を起こすようになりました。次のような表現があります。

「こらへにこらへた袋の緒はきれて、遂に破裂する。もうかうなると駄目である。絶叫、号泣、ますます絶叫する。ますます号泣する。その苦しみ、その痛み、何とも形容することは出来ない。誰かこの苦を助けて呉れるものはあるまいか。誰かこの苦を助けて呉れるものはあるまいか」

拷問にあったような気持ちであると言います。あるとき家人二人が外出した際に、自殺を図ろうとしたが、手元には小刀と錐があるのみで、剃刀を入手できず、失敗しています。シリアスな出来事なのに、小刀と錐のスケッチなどがあり、何となくユーモアを感じさせます。また悟りとは、如何なるときでも平常心を失わないことだと述べています。

晩年には麻薬を使うようになり、それが効いている間は少しは良くなったようです。やせ細った下肢が、一夜にしてむくんで腫れ上がったことがありました。そのとき、次のように述べています。

「足あり、仁王の足の如し。足あり、他人の足の如し。足あり、大磐石の如し。足あり、僅かに指頭を以てこの脚頭に触るれば、天地振動、草木号泣、女媧氏《じょかし》いまだにこの足を断じ去って、五色の石を作らず」。最後は中国の古事を引用したりしています。うまいものだなと感心しました。

子規が書いた文書や俳句は、とにかく明るい。前向きです。よくこれだけの文書が毎日書けるものかと、その該博な知識、論説、俳句、短歌などに驚かされます。読み物として面白いからたくさんの弟子がいます。虚子、碧梧桐、鼠骨、伊藤左千夫、中村不折、また漱石は無二の盟友でした。子規は蕪村の写実的な句を称揚し、俳画と同様に草花などを写生し、画集二巻を出しています。日本の俳句の巨匠は、芭蕉、蕪村、一茶、子規の四名でしょう。子規は、亡くなる最期まで、原稿を書き、辞世となる糸瓜の三句を書き、その翌日亡くなっています。遺体を上げて背中を見ると、そこには多量の膿があり、蛆が這っていたといいます。

脊椎カリエスという病は、現在ではみられません。病気の治療で骨まで及ぶのは稀となりました。子規が一番、欲していたのは自由でした。子規にこの難病がなければ、どのような活躍をしたでしょうか。健康長寿というのは、ただ長く生きたということだけではありません。その人が生きている間、どれだけ濃厚に生きたかが問われるのです。生存期間×生き方、つまり、Ａｇｅ×ＱＯＬ（quality of life）が問題です。子規はＱＯＬが常人の遥かに及ばないほどの高さにありました。長寿とはいえなくても、誰もが仰ぎ見る存在だったのです。

湯川秀樹：七十三歳。

一九四九（昭和二十四）年、湯川秀樹は、ノーベル物理学賞を授与されました。このニュースは、日本中を驚かせ、すべての日本国民を勇気づけました。戦争に負け、マッカーサー率いる米軍の占領下に打ちひしがれていた日本人にとって、これほど明るいニュースはなかったのです。

湯川秀樹は、京都市出身、一九〇七（明治四十）年、父、小川琢治と母小雪の三男として生まれました。父は地質学者で、内外の地質調査に専念し、家にいないことの方が普通でした。京都大学教授で後に学部長を務めました。母、小雪は東洋英和中退で、羽仁もと子に師事した聡明な女性でした。口数は少ないものの、子供をすべて学者にすることを自分の使命とし、読書習慣をつけるようにつとめました。子供から質問を受けると、何をしていてもすぐ子供に向き合って、正しい答えを与えました。

兄弟は兄が二人、弟二人、姉二人で、秀樹は三男に当たります。親族は、すべて学者となりました。長兄芳樹は冶金学で東大教授、次兄貝塚茂樹は東洋史で京大教授、弟環樹は中国文学で京大教授、末弟は不幸にして戦死を遂げました。姉二人のうち、長女の夫、小川一清は電気工学で東北大学教授、次女の夫、武居高四郎は都市工学専門で京大教授となっています。稀に見る学者一族でした。

二十五歳のとき、湯川胃腸病院創始者、湯川玄洋の次女湯川スミと結婚し、養子として湯川秀樹となりました。養父は篤学の医師で、スミも夫が研究に専念することを自分の使命としていました。こうして秀樹は後顧の憂いなく、研究に専念することができました。

湯川は高校のときから、数学、物理学に卓越した才能がありました。京都大学に進んでから、理論物理学を専攻しますが、このような教室は京大にはまだありませんでした。しかし海外ではアインシュタインの相対性理論を経て、量子力学の時代になっていました。湯川はそのことについて、次のように述べています。

「私の主たる興味は、新しく興りつつある物理学、新しい量子論に集中しつつあった。世界の物理学界の姿は、この時、一九二六年、まさに狂瀾怒濤の中に、浮き沈みする巨船にも似ていたのである」。

ニールス・ボーア、ハイゼンベルク、ディラックなどのコペンハーゲン学派による量子力学の発展が、物理学に新生面を開いていました。湯川はこうした欧米の学者と直接、論を交わすことなく、自らを信じて、鉛筆とノートで研究に没頭したのです。

現在、物理学では、四つの力の作用が認められています。重力、電磁気力、強い力、弱い力です。湯川が予測したのは、原子核における陽子と中性子の間に働く中間子という強い力の存在です。それは一九三五（昭和十）年、湯川が二十八歳の時に発表され、一九四七年、英国のセシル・パウエルによって立証されました。アジアの一角から、こうした大胆な理論が出たことに、世界中が驚きました。一九四九（昭和二十四）年にノーベル物理学賞が授与されましたが、推薦人の大半が外国の学者でした。

湯川に次いで、盟友の朝永振一郎もノーベル賞を受賞しました。湯川の業績を継いで、小林　稔、坂田昌一、武谷三男などの俊秀が集まり、我が国の素粒子学の発展に貢献しました。湯川の蒔いた一粒の麦が、大きく実を結んだのです。

科学リテラシーという言葉があります。日々体験する物事に対して好奇心をもって接し、疑問を見出し、問いかけ、答えを導くことができる能力のことです。英国、米国から出た言葉ですが、これは多くの市民に求められることです。それは物事を合理的に論理的に処理する能力で、欧米の知識人は、文系の人といえどもこれを持っています。ですから論争を拒みません。そこに感情の入る余地がないのです。

我が国の教育、政治、言論などには、この科学リテラシーを欠いている人が、おおぜいいます。特に政治家は、ほとんどの人が合理的に考え、処理することができません。新型コロナウイルスについての対応のなかに、それが見られます。私は新聞の書評をよく読みますが、科学書を取り上げていることが少ないことを感じています。

私は教育者に、科学リテラシーを徹底的に教えることを切望します。そして私欲のない科学的リテラシーのある人に、政治をまかせたいと思っています。

ちなみに中間子理論は、その後、発展し、現在は反対の色価を持つクォークと反クォークにより構成されるといわれています。その種類、作用は、より複雑になりましたが、その源は、湯川の研究にあります。

湯川は、原子爆弾の恐るべき破壊力を憂え、アインシュタイン、バートランド・ラッセルなどと核兵器廃絶運動を起こしました。それは科学者十一名の連名によるもので、湯川は初期から名を連ねています。このバグウォッシュ会議は後に、ノーベル平和賞を受けていますが、残念ながら湯川はその二年前に前立腺がんで亡くなっています。

湯川秀樹のような科学者が日本人から出たことを我々は誇りとし、常に学問に励んで、創造力豊かな人になりたいと思います。

多田富雄：七十六歳。免疫学者。

過去三十年、基礎・臨床の二つの領域で、進歩と発展の最も著しい医学の分野は何でしょうか。それは免疫学です。私の大学在学中は、東大にはまだ免疫学という講座はありませんでした。緒方富雄教授による血清学が、東大の免疫学の始まりに当たります。

多田富雄が、そのあとを継いで初代の免疫学教授となりました。多田は茨城県結城市出身で、茨城県立結城第二高等学校を経て、千葉大学医学部に進学しました。卒業後は第二病理学教室に勤務し、一九六四年「遷延感作ウサギにおける抗体産生の変貌」で博士号をとりました。その後千葉大学教授に就任し、一九七一年に抑制（サプレッサー）T細胞を発見するなど、免疫学者としてすぐれた業績を上げました。これにより、一九七七年創設の東大医学部免疫学教授に抜擢されました。ちなみに米国留学中は石坂公成に師事し、研究の実験台となったことがあるそうです。

多田には文学的才能がありました。とくに能については造詣が深く、文学者との交流もありました。彼を有名にしたのは、免疫学の社会的意義を説いた二冊の著書です。一つは一九九三年発行『免疫の意味論』、他は一九九七年発行『生命の意味論』です。前者は雑誌『現代思想』に十二回にわたって連載したもの、後者は雑誌『新潮』に十回連載したものです。多田の意図するところは、急速に進歩し発展している免疫学とはいかなる学問か、また生命という大きな概念における役割は何かという点にありました。多田にはすぐれた文学的才能があり、この二冊は社会的に反響をよびました。『免疫の意味論』には、大佛次郎賞が授与されました。

多田は免疫学について、その端緒から順を追って適切に解説していますが、とくに問題視したのは、自己と非自己との乖離という免疫学の大きな役割です。そこでは自己とは何かという疑問があり、非自己との間には複雑な関係があります。またT細胞の精製に当たる胸腺という臓器が、生下時から成長して十歳代に最大になり、以後、急速に衰微していくという現象は、高齢者の老化に関連します。免疫細胞の個々の働きも重要ですが、統合された超システムとしての意義が大きいことを強調しています。

しかし、多田の説いたサプレッサーT細胞は、現在ではその存在が否定されています。そのもとになる遺伝子がないのです。結局は空論でした。

多田は六十七歳のときに、脳梗塞に罹患しました。それは右片麻痺、構語障害、嚥下障害など、多岐にわたる生体の機能を奪いました。それは多田の人生を一変させるものでした。『寡黙なる巨人』という著書に、その病状が克明に記述されていて、脳卒中後の障害にどんな問題があるかが分かります。多田は七十六歳で前立腺がんにより死去しました。免疫学の立場から老化に関心を抱いていましたが、健康長寿の道からは遠かったように思います。

日本の近年の免疫学者

過去半世紀における免疫学の領域の進歩は、まことに目を見張るものがあります。そして我が国の学者の貢献もまた素晴らしいと思っています。

国際的に有名な我が国の主たる免疫学者を、次に挙げます。

石坂公成：九十二歳。東大卒。妻と協力し、免疫グロブリンIgEを発見しました。文化勲章受章。

利根川　進：一九三九年生まれ、京大卒。分子生物学者、抗体が遺伝子再構成というメカニズムにより、多様な抗原にすべて対応できることを解明し、一九八七年にノーベル賞を授与されました。

岸本忠三：一九三九年生まれ、阪大卒。サイトカインのインターロイキン６（ＩＬ－６）を発見し、その役割を解明しました。文化勲章受章。

本庶《ほんじょ》　佑《たすく》：一九四二年生まれ、阪大卒。がん細胞表面にあるＰＤ－Ｌ１に対するＴ細胞のＰＤ－１が抗がん作用をあらわすこと、臨床応用が可能であることを立証しました。二〇一八年、ノーベル賞を授与されました。

審良《あきら》静男《しずお》：一九五三年生まれ、阪大卒。自然免疫細胞表面に多様なトル様受容体（ＴＬＲ）が存在し、それぞれ異なった機能を有することを明らかにして世界を驚かしました。世界で最も注目された科学者のランキングで、二回一位をとりました。

坂口志文：一九五一年生まれ、阪大卒。マウスで胸腺を除去すると、自己免疫疾患が起こります。これに健康なＴ細胞を入れると、免疫機能は健常化します。坂口はこの事実を長期にわたって研究し、遂に制御性Ｔ細胞を発見しました。これは大きな業績で、世界中の学者が敬意を払いました。自己免疫疾患の解明に大きな進歩を刻んだわけです。文化勲章受章。

　以上我が国を代表する六名の免疫学者を挙げました。このなかの二名がノーベル医学・生理学賞を受賞し、四名が阪大卒です。これは阪大内科の山村雄三教授の影響を受けたものといわれています。ここに提示しなかったすぐれた若手の免疫学者も、たくさんいます。女性では、樹状細胞の機能で知られる稲葉カヨ（京都大学副学長）が知られています。

　免疫学は日進月歩の勢いで発展しています。自然免疫が抗原の九割以上に対処していますが、獲得免疫のＴ細胞はピンポイントで対応しています。

　新型コロナウイルスに感染すると、直ちに免疫システムが作動します。若い人はその免疫機能が適切に働き、無症状か軽く経過します。しかし高齢者では、免疫機能が低下しており、システムが作動しないので、サイトカインに異常が起こります。ただ反応が鈍いのではなく、一部のサイトカインが大きく分泌され、他のサイトカインと衝突して、サイトカインストームを起こして、健康な身体を傷害することがあります。

免疫機能は改善することが、できるでしょうか。私は可能だと思います。それは煎じ詰めると、健康長寿の道と一致するのです。十二条の項目を次に挙げてみました。

①タバコを吸わないこと。アルコールは少量をたしなむ程度にする。
②適度な運動、たとえば歩くことを、毎日、午前、午後ともに実施する。
③食事では、野菜、果物、酪農品、酵母、穀類、魚、肉などを適度にとる。
④毎朝、体重を測定・記録し、その安定を図る。
⑤毎日、一回は笑うこと。鏡に向かって笑ってもよい。
⑥自然に親しむこと。空、風、花、樹々、鳥、昆虫などを観察し、四季の変遷を楽しむ。
⑦よい睡眠をとること、熟睡の時間が必要。
⑧適度に日光を浴びること。
⑨起床から就寝まで、生活を規則正しくする。
⑩毎日、読書をすること。とくに学ぶという読書が大事。
⑪悪口を言わないこと。お世辞でもよいから人をほめる。
⑫ストレスを抑えること。これが一番大事です。ストレスがあると、コルチゾールが分泌されます。それが免疫機能を抑制するのです。

要するに、前向きに生きることです。それが免疫機能を挙げ、健康長寿の道となります。

日野原重明：百五歳

九十歳を超え、百歳代まで達し、私たちの模範とする人生を実践した人がいるでしょうか。

私は、日野原重明がそれに該当すると思います。日野原は、聖路加国際病院名誉院長、理事長ですが、その他に上智大学日本グリーフケア研究所名誉所長、公益財団法人笹川記念保健協力財団名誉会長など、たくさんの世話役のような肩書があります。それだけ社会が日野原を模範とし、頼りにしているのです。

江戸時代、貝原益軒は養生訓を著わし、平易な言葉でどうすれば健康長寿を達成できるかを説きました。私は、日野原重明を現代の貝原益軒とみなしています。たくさんの著書を著わし、たくさんの講演を行って、健康長寿には生き方が大事だと説いてまわりました。

日野原は九十一歳の時、ちょうど今の私くらいの年齢の時に、『生きかた上手』という本を書きました。これが大ベストセラーになり、人々の心を動かしました。このとき日野原は、「新老人の会」という組織を立ち上げました。それは七十五歳以上の高齢者を対象とした新しい高齢者の生き方を実践するものでした。

日野原は百五歳で亡くなりましたが、最後まで本を書いています。私の手元には『いくつになっても、今日がいちばん新しい日』という本があります。その冒頭に、「若かったころよりもむしろ歳を重ねてからのほうが、新たに始まる今日という日の輝きは増しているようにかんじています」と述べています。この本は、高齢者の生き方について細かい点まで書かれてあり、私も折に触れて読みかえしています。すべての高齢者にお勧めの養生訓だと思います。

亡くなる年、百五歳のときの遺書ともいうべき著作が『１０５歳、どうしても遺したかった言葉、生きていくあなたへ』です。百五歳という超高齢となってまだこれだけの本が書けるというのに驚きます。そのなかで「１００歳を超えたあたりから、自分がいかに本当の自分を知らないでいたかということを感ずる」、「自分の姿をどんどん知っていく喜びは、年をとったことでより実感するようになった」と記してあります。

日野原は聖路加病院の医師ですから、定期的に回診をしています。自分が創設したホスピスでたくさんの看取りに接していました。趣味が多く、音楽に通じ、自分で作詞、作曲し、指揮まで行い、音楽療法を病院に取り入れました。そのほか聖路加大学における医学教育、人材育成にも熱心でした。そんな日野原の日常生活も、人の真似ができないものでした。

九十歳代のときは、土日ほど忙しく、就寝時間も午前二時なら早い方、一時間しか眠らない日もざらにあったといいます。しかしどんな日でも、朝になれば新しい一日のはじまりを喜んで迎えています。朝食は、牛乳とオリーブ油、バナナ一本で、夕刻までフル回転、昼にはビスケットと牛乳程度、夕食に至って通常食です。一日のエネルギー量は一三〇〇キロカロリーくらいといわれます。これは正常人の半分です。

私は日野原（先生）と面識があります。高知市で招待講演があったとき、高知医科大学（現高知大学医学部）に来訪をお願いし、医師、看護師など、病院職員を集めて講演をしていただいたのがはじめでした。声がとおり、図表を使い、聴衆を惹きつける内容がありました。日野原に原稿を依頼すると、誰よりも早く届けてくれます。書くのが早いのです。

日野原は、習慣を重視しました。「生活習慣病」という言葉を作りました。「人生はひと言で云えば習慣です」と言っています。また「いのちとは。与えられた時間である」と述べています。含蓄ある言葉だと思います。与えられた時間をいかに充実させるかが問題と思います。使命という語が、それを表しています。

日野原の思想は、本質的にキリスト教にあります。書いたものにも、バイブルからの引用が多く、西洋の詩などにも親しんでおられます。ですから能弁な牧師のような話をします。老若男女を相手に、特に小学生には双方向的な「いのち」に関する特別授業を行っています。

しかし日野原も老化、老年病は免れません。いつか講演の前日、脊椎骨折があり、患部のセメント注射で凌いで、講演をされたことがありました。また大動脈弁の狭窄症が指摘されていましたが、高齢のため手術は無理といわれました。その頃から、移動は車椅子となりました。

日野原について残念に思うことは、亡くなってから剖検をしていないということです。これは残された担当医の責任です。百五歳の医師の剖検所見は大変貴重です。特に脳を詳細に診れば、さまざまな点から得るところが多かったでしょう。

日野原は、いずれかといえば文系です。理系として自然科学を重んずるような発言には若干欠けているように思います。キリスト教の神が絶対でした。英国の名医、オスラーを尊敬し、私淑していました。すぐれた人物や言葉を素直に自分の糧としています。健康長寿というのは、こういう人かと思っています。

二．外国の人たち

たくさんの外国人の著書から、健康長寿の道を教えられました。特に感銘を受けたものを次に挙げます。

エピクロス
ルクレティウス
ゲーテ
メチニコフ
アラン
アインシュタイン
孔子

エピクロス：七十二歳。またとない友人。

ギリシャ哲学というと、ソクラテス、プラトン、アリストテレスの系列が代表とされ、著作も多く、専門家も膨大な数にのぼります。しかしエピクロスは、同様に多数の著書があったにもかかわらず、今はほとんど残されていません。一般に入手できるのは、岩波文庫で、出　隆／岩崎允胤訳『エピクロス』（一九五九年初刊）ですが、これは二百頁くらいの本に過ぎないのです。しかし私がこれを学生の頃に読んだときは、エピクロスという人間に、魅力と親しみと尊敬を覚えました。以来、私の机上にはこの文庫本が置かれており、折に触れてひもといています。私の人生に大きな影響を与え、健康長寿にまたとない道しるべになっています。

「死はわれわれにとって何ものでもない、ということに慣れるべきである。というのは善いものと悪いものはすべて感覚に属するが、死は感覚の欠如だからである。それゆえ、死がわれわれにとって何ものでもないということを正しく認識すれば、その認識は、この可死的な生を、かえって楽しいものとしてくれるのである」。

この言葉を読んだとき、はじめはその意味がよく分かりませんでした。しかしエピクロスは、感覚を重んじたのです。エピクロスは幸福を追求しました。感覚がその場合に重視されます。彼の一派は、エピキュリアンといわれ、快楽主義者とのレッテルを貼られていました。ストア派の学者やキリスト教から敵視されたのです。

事実は大違いです。彼はパンと水で生きることを選んでいるのです。プラトンやアリストテレスは裕福な上流階級に属していました。一方、エピクロスは貧しく、生まれはサモイ島で、父親はアテナイ人学校の校長をしていました。

エピクロスはプラトンの死後七年に生まれ、三十二歳のとき、アテネで自分の哲学を説きました。その頃、ギリシャはマケドニアの圧政に苦しんでいました。エピクロスはこのため社会とあまり接触することなく、自分の哲学に没頭しました。

彼は神々に畏敬の念を抱いていましたが、それは自身にとっては何者でもありませんでした。したがって、本質的には唯物論者です。影響を受けたのは、デモクリトスです。デモクリトスは、目には見えないが、それ以上分割できない物質を原子（アトム）とよび、それが空虚の中を絶えず運動しながら、世界が成立すると考えました。エピクロスも、分割できない最小の実存を原子としました。それは自然界で絶えず永遠に運動を続けています。どのような物体も、原子で構成されています。太陽も月も、人間も昆虫も植物も、すべて原子から成り、そこに階層はないとしました。これは現代物理学の考えを先取りするような画期的な思想といえます。これに対し、アリストテレスはすべての事物は人間のためという目的論的思考が濃厚に出ています。どうしてこんな説が長いこと教科書となり、現在も信奉する人がいるのか、私は文系と理系の差だと思います。理系は合理的に考えますが、文系は独断的思弁的になり、難解な論理を駆使します。一方、エピクロスは、誰にも分かるように平易な言葉と表現を用いることを心掛けました。

エピクロスには人間的な魅力がありました。誰に対しても対等であり、やさしいのです。彼を慕って大勢の人が集まりました。彼らは門下生ではなく、友人でした。家族はもとより召使いまで親しく交わり、中には哲学を信奉するものもありました。そこは学校ではなく、共同生活する庭園でした。エピクロスの園といわれていました。

彼は人生の目的を幸福におきました。そのために重要なのは、身体の健康と心境の平静であります。心境の平静はアタラクシアと呼ばれ、エピクロスの哲学の中核となっています。欲望にはさまざまなものがあります。贅沢な食事、豪華な邸宅、名声、権力などは、エピクロスが最も嫌ったことです。彼にとって大事なのは、友情、親切であり、また知恵に対する愛求を求めました。それは倦むことのない研究心で、万物の根本原理、無限性、真理の探究でした。学び、研究しようという心を重視したのです。

エピクロスは、七十二歳という当時としては稀に見る高齢で亡くなりました。膀胱結石での排尿障害と腹部の病に苦しみながらも、自分の生を楽しみ、多くの遺言を残しました。思慮深く、美しく、正しく生きるということが、快く生きるということでした。彼には三千という膨大な著作がありましたが、そこには借り物はなく、すべてがオリジナルでした。

ルクレティウス：物事の本質について。

エピクロスには、たくさんの後継者がいましたが、中でも有名なのがルクレティウスです。彼の書いた『物事の本質について』という書物の写しが、一四一七年、ドイツの修道院の図書室で発見されました。それは六巻、七千四百行に及ぶ叙事詩で、エピクロスの哲学を詳細に解説しているのです。

ルクレティウスについては、精しいことは分かっていません。エピクロスが亡くなってから二百年後に生まれたローマの詩人、哲学者です。エピクロスの哲学は、規範、自然学、倫理の三部より構成されていますが、この中の自然学がルクレティウスの対象となっています。現存はしませんが、エピクロスの著書『自然について』三十七巻の内容が主体となったものといわれます。ルクレティウスはエピクロスを神と仰ぎました。

寺田寅彦は、戦前の日本を代表する物理学者であり、また優れた随筆家、俳人としても知られています。彼は、英文でこのルクレティウスの書を読み、その先駆的な自然科学的発想に感銘を受け、「ルクレチウスと科学」という長文の解説書を書いています。彼はこの本を「読めば読むほど面白い」と言い、そのなかに多くの自然科学の未来が示唆されていて、これを「科学の黙示録」にたとえました。新約聖書の巻末には「ヨハネ黙示録」があり、それにならったものです。

寺田寅彦によれば、「ルクレチウスの書によって学ぶべきは、その中に貫流する科学的精神である。この意味でこの書は貴重なる経典である。もし時代に応じて適当に釈注を加えさえすれば、これは永久に適用さるべき科学方法論の解説書である」と述べています。

エピクロスを唯物論者とするのは、正しくありません。彼は本質的には科学者なのです。したがって哲学者として、エピクロスやルクレチウスと接するのは、誤りを免れません。寺田寅彦のように、すぐれた物理学者によって、はじめてその内容が理解されるのでした。「物質的肉体を動かすものはまた、物質でなければならない。ゆえに精神、したがって心もまた物質的なものでなければならない」、これは現在の脳科学を予見するものといえます。理系と文系に分ければ、プラトンやアリストテレスは文系ですが、エピクロスは、徹底して理系なのです。

エピクロスの学説は、ルネッサンスにおける文化文明に大きな影響を与えました。モンテーニュやカール・マルクスなどのほか、ヘルムホルツやマックスウエルも示唆を受けたといわれます。

エピクロスは、ギリシャの最も偉大な先覚者であり、科学と哲学を結んだ巨人といえましょう。健康長寿の道を、すでにエピクロスが開いているのです。それは常に前向きであれということに尽きるように思います。

ヨハン・ウォルフガング・フォン・ゲーテ：八十二歳。すべてに卓越した巨人。

ゲーテは、作家、詩人、劇作家、科学者、政治家、法律家など、多方面に活躍したドイツを代表する文豪です。

私は陸軍幼年学校で三年間ドイツ語を学びましたが、その際、ゲーテの詩「魔王」「野ばら」を教えられ、ドイツ語で歌えるようになりました。さらに旧制高校ではドイツ語が第一外国語であったので、ゲーテの作品に親しむようになりました。『若きヴェルテルの悩み』、『ヘルマンとドロテァ』、『ウィルヘルムマイステルの修行時代、遍歴時代』、『詩と真実』、さらに『ファウスト』など、すべてが岩波文庫にあります。

ただ私がここに取り上げたいのは、エッカーマン著『ゲーテとの対話』です。ここに老人となったゲーテがいかに生きたかが認められ、卒寿を超える私にとって、大変得るところがありました。

ゲーテと違ってエッカーマンは、生まれも育ちも貧しい境遇にありましたが、ゲーテの作品に感激し、敬愛がほとんど情熱的となりました。そして自作の詩の批評を求めて、ゲーテを訪問します。そのときゲーテは七十四歳、エッカーマンは三十二歳です。見ず知らずの若者に対するゲーテの態度は親切でおだやかでした。エッカーマンは、そのときの印象を次のように書いています。
「私は彼と膝をつきあわせ、話すのも忘れて、彼に見とれた。いくら見ても見あきることがない。その顔はいかにも元気そうで、日焼けして、皺が多かったが、その皺の一つ一つが彫りの深い表情に富んでいた。すべての点に、何ともいえない真摯な確かさ、なんともいえない平静な偉大さ、彼はゆっくりと楽な話しかたをする。年老いた王者を思わせるような話しぶりである。そばにいるだけで何ともいえず心地よい。私はほっとしたような安らぎをおぼえた」。このときゲーテは『ファウスト』を残し、ほとんどすべての著作を終え、後期高齢者に入る年齢でした。

　ゲーテは文豪であるとともに、科学者でした。植物、地質、骨学などに通じ、多くの著作を残しています。ゲーテは、次のように述べています。「自然研究がもたらす喜び以上のものはない。自然の秘密は測りしれないほど深遠だが、われわれ人間にはますます深く洞察をすすめることが許され、またその能力が与えられているのだ」。まさしくゲーテは文系であり、理系であり、それを統合した存在でした。

　エッカーマンは老いたゲーテに私淑し、その後、ゲーテが亡くなるまでの九年間、足繁くワイマールのゲーテを訪れ、ゲーテの言動を記録し続けたのです。ゲーテには経験に裏打ちされた統合と英知があり、謙譲と優しさがあります。ゲーテには、たくさんの客がありましたが、彼は来客を喜び、心からの接待をしました。ある客はゲーテに会って「私は、今まであのような人を見た事がありません。まったく親切で温厚でありながら、しかも生まれながらの気品をそなえている。彼は自分の思うままに振舞って、謙遜もするけれど、どんな場合でも、あの方は偉大ですよ」。ゲーテは、人を喜ばせることの名人でした。

　エッカーマンは、次のように書いています。
「彼はあと数年もすれば八十歳に手が届こうとしている。しかし、探究や体験に飽きることはあるまい。どんな方面においても、彼はとどまることを知らない。彼は常に前へ、前へと進もうとする。たえず、学びに学んでいる。そして、まさにそのことによって、永遠にいつも変わらぬ青春の人であることを示してくれるのだ」。

しかしゲーテは言います。「私は、いつも、みんなからことのほか幸運に恵まれた人間だと誉めそやされてきた。私だって愚痴などこぼしたくないし、自分の人生行路にけちをつけるつもりはさらさらない。しかし、実際はそれは苦労と仕事以外のなにものでもなかったよ。七十五年の生涯で、ひとつきでもほんとうに愉快な気持で過ごしたときなどなかったといっていい。たえず石を、繰り返し押し上げようとしながら、永遠に石を転がしていたようなものだった」。ゲーテは常に仕事に追われていたのでした。

だが迫りくる死については、次のように述べています。

「七十五歳にもなると、ときには死について考えてみないわけにいかない。死を考えても、私は泰然自若としていられる。なぜなら、われわれの精神は、絶対に滅びることのない存在であり、永遠から永遠にむかって、たえず活動していくものだとかたく確信しているからだ」。そしてそれを太陽にたとえています。「急がず休まず」ということでしょうか。健康長寿という点から見ても、彼の晩年は理想的でした。

しかし老化の進行は免れません。十年位前なら、生産力も旺盛で、一日に二、三編も書くことができました。それもどんな場所でも可能でした。だが今では『ファウスト』第二部の仕事を、睡眠によって元気と活力を取り戻した早朝の数時間に、うまくいって原稿用紙一枚がやっとの状態になりました。こんなに年とって、生産力が衰えたなど嘆いたりすることは、全くありませんでした。

「エッカーマンとの対話」のなかに、ゲーテは自分の過去から現在に至る仕事や他人の作品と人物の評価を行っています。それは的を射ていますが、常にあたたかな善意に満ちております。また若者に対する教訓や生き方を述べています。どのページを見ても、偉大な老人の深い考察があります。

私は、ゲーテのなかに、理想的な高齢者像を見出します。健康長寿の典型と思います。私は、健康長寿には「**動く、楽しむ、喜ばす、感謝する**」が条件だと信じていますが、老人としてのゲーテに、それがすべて充実したかたちで、みられるのです。

彼は活動的でした。寸刻を惜しんで、向上への意欲を持っていました。同時に人生を楽しむことを心得ていました。大勢の客がゲーテを慕って、ワイマールのお宅を訪れましたが、ゲーテはそれを楽しみ、彼らを喜ばすすべを心得ていました。実際、ゲーテくらいもてなしと社交術に巧みな人はいないでしょう。ゲーテは述べています。「ほんとうに他人の心を動かそうと思うならば、決して非難したりしてはいけない。間違ったことを気にかけず、どこまでもよいことだけを行うようにすればよい。大事なのは破壊することではなくて、人間が純粋な喜びを覚えるようなものを、建設することだからだ」。

ゲーテは、神を敬っていました。それは人間の悟性であり、理性であります。自然の摂理が神でした。太陽は、神の啓示として拝む気持ちを抱いていました。彼が常に謙虚であったのは、自然を意識していたからでしょう。

一八三二年三月二十二日十一時半、ゲーテはこの世を去りました。最期まで、空中に字を書いていたと伝えられています。

エッカーマンの『ゲーテとの対話』は、たくさんの人びとに読まれ、人生の指針を与えてきました。ニーチェはこれを「ある限りのドイツの書物の中の最良の書」と呼んでいます。『ゲゲゲの鬼太郎』の作者、水木しげるは、戦地にまでこの本を持参し、生涯これを手元においていたといわれます。

私事ながら、私は自分の居室の本棚の前に、両親と恩師冲中重雄先生の肖像写真を飾ってあり、毎朝、敬意を捧げています。その他にもう一人、絵葉書のゲーテの肖像を額に入れて飾っています。エッカーマンと同様に、ゲーテに会えたら、どんなに素晴らしいことかと思っています。晩年のゲーテは、高齢者がいかに生くべきかを、常に教えてくれるのです。

イリヤ・メチニコフ：七十一歳。健康長寿の先覚的生物学者。

メチニコフといわれても、今では知らない人が多いと思います。ヨーグルトの創始者というと、身近に感ずるでしょう。

私は高校時代、岩波新書で『メチニコフの生涯』という本を読んで、感銘を受けました。この本の著者はメチニコフの夫人で、メチニコフの了承を得ながら書いたといわれます。したがって自伝に近いものです。

メチニコフは、ロシアのすぐれた生物学者で、細胞免疫で一九〇八年に、ノーベル賞を受賞しています。同じ年にパウル・エールリッヒも体液性免疫で、ノーベル賞を受賞しました。したがってこの年が、免疫学の夜明けといえましょう。

メチニコフは一八四五年五月、ウクライナのハリコフ県で生まれました。父はギャンブル好きな元軍人、母はやさしく聡明な美人でした。家計は裕福で、広い土地と多くの使用人がいました。幼いときから動植物に興味を持ち、ダーウィンの進化論に傾倒して発生生物学を専門としました。ハリコフ大学四年の過程を二年で卒業し、オデッサ大学の教授にまで昇進しました。その後、いろいろないきさつがありましたが、一八八八年からフランスのパスツールの知遇を受け、その研究所の主任研究員となりました。そこに落ち着いて二十八年間研究に従事し、後に副所長に就任しました。

メチニコフは、食細胞の基礎を築きました。透明なヒトデの幼虫にバラの棘を刺したとき、それが運動性細胞によって体内で処理されることを発見し、食細胞の概念を提唱したのです。これは現在の自然免疫につながる極めて大きな業績でした。マクロファージ（大食細胞）、ミクロファージ（小食細胞）もメチニコフの命名です。当時は自然免疫と獲得免疫の機能が知られておらず、免疫システムの概念に欠けていました。細胞性免疫も、コッホがはじめは反対をするなど、問題視するものも少なくありませんでした。だがその後、メチニコフの正しさが証明され、自然免疫が生体では大きな役割を演じていることを、すべての人が認識するようになりました。メチニコフの最大の功績です。

メチニコフは視野が広く、その後、かねてから興味を抱いていた老衰と死について、研究をすすめます。そして人が老いるのは、大腸に存在する腐敗細菌の毒素による自家中毒によるという説を立てました。これは今から見ると、かなり独善的な論理のように思えます。しかし当時は、こうした自家中毒という論議が流行っていました。

彼は人間は十分寿命が延びれば、老衰や死に対する畏れがなくなるという説を立てました。たまたまブルガリアには長寿者が多く、それは住民が日常に摂取していた凝乳によるもので、それに含まれる乳酸菌の効果を認めました。それがヨーグルトのはじまりです。その中にラクトバチルス・ブルガリクスという細菌が含有されています。実際は、この菌は胃で分解されるようです。いずれにしてもヨーグルトを日頃から飲むことは、メチニコフの健康法となりました。ヨーグルトはその後、商業ベースに乗って大いに売れています。我が国では、前述の光岡知足東大名誉教授の業績に負うところが大きいと思います。

現在の知見では、腸内細菌は百兆個もあり、菌種では二千種類にも及ぶと推定されています。したがって、ヨーグルトを飲んだからといって、この膨大な常在菌に変化をもたらすことはないといわれます。ただ抗生物質の服用で下痢を起こす人に対しては、下痢止めの効果があります。ヨーグルトのような食品は、プロバイオティクスといいます。ＷＨＯの定義では「適量ならば健康上の利益がある、生きた微生物」となっています。

メチニコフは、健康長寿の先駆者です。彼はオルトビオーズという概念を提唱しました。「人間は、青年時代はペシミスティック（悲観的）となる。そこには人間性の不協和がみられる。これは医学が未発達で、本来の寿命に達していないからである。しかし長期にわたる活力ある生活により、次第に楽観的となり、充足感をもって老年に達し、死を迎える」。

その典型例がゲーテであると、メチニコフは主張します。特にゲーテのファウストは、ゲーテ自身を表しており、オルトビオーズそのものであると指摘しています。八十歳を超えるほど長生きし、人生を全うしたゲーテの生涯を称揚したのです。

メチニコフの時代では、まだ平均寿命は短く、医学の未発達は若年の成長を妨げました。しかし、医学の進歩は早晩、この若年期、壮年期の病を克服し、長寿に達することを、彼は確信していました。彼は自然科学を宗教のように信じました。科学が幸福な生活と合理的な道徳をもたらすが、それには不断の努力が必要です。

ちなみに老年学（ジェロントロジー）という言葉は、メチニコフが命名したものです。老年学は、医学のみでなく、エイジング（老化）に関するあらゆる科学を集約した言葉です。

メチニコフの予見のように、我が国の平均寿命は、男八十一歳、女八十七歳と世界最高に達しています。しかしこの長寿時代にあっても、なお老衰と死は大きな課題であり、とても悟りの域には達していません。

メチニコフは七十一歳で、亡くなりました。その生涯は必ずしも順風満帆ではなく、若いときは二回も自殺を試みたことがあります。高齢となってからは、夜間の心臓発作に苦しみましたが、心は平静でした。死を怖れず、見舞いに来た病理学者のサリンペニに対して「例の約束を思い出すだろうね。私を解剖してくれるのは君だよ。腸によく注意してくれたまえ」と言いました。そして予期した時期に生涯の幕を閉じました。希望にしたがって葬儀には、演説もなく、花もなく、通知状もない市民葬で、遺体の灰の少量が壺に納められ、パスツール研究所の図書館の片隅に安置されました。

健康長寿の先覚者として、メチニコフには次のような業績が挙げられます。

第一は、食細胞の発見者として、自然免疫の役割を先駆的に洞察したことです。現在、新型コロナウイルスに罹患すれば、すぐに自然免疫の活動にスイッチが入ります。

第二に、大腸内の細菌による自家中毒説は誤りですが、腸管内の細菌に注目して、乳酸菌の飲用を勧めました。それがヨーグルトのようなプロバイオティクス摂取という先進国におけるすぐれた食習慣を、普遍的なものにしました。

第三に若年期にペシミスティックであった人生が、後に老年期に充足した幸福な終末に至るという「オルトビオーズの概念」を提唱し、ゲーテをその典型例として説明しました。

第四は、老年学の確立です。自然科学を信奉し、どう生きればよいかを模索したのです。

メチニコフの時代から一世紀を経て、現在、小児期から青年期の病は、ほぼ制圧されました。先進国では、平均寿命が八十歳を超えるほどになりました。しかしオルトビオーズの理念には、欠けるところが多いように思います。自然死という状況に至っても、少しでも寿命を延ばそうという医療が、まだ支配的のように思います。

アラン：八十三歳。具体的な事例から幸福を説いた哲学者。

人は誰でも幸せになろうと思います。しかし幸福論と銘打った本は、我が国にはありません。一方、ヨーロッパでは、ヒルティ、ラッセル、アランの三名の幸福論が、岩波文庫から出版されています。

ヒルティの幸福論は、キリスト教の倫理に基づいています。高校のドイツ語の時間に、ヒルティのエッセーの中から、「仕事をする術」というのがテキストにされました。新聞などを読みすぎるな、時間を惜しめという趣旨でした。

バートランド・ラッセルは、すぐれた数学者であり、哲学者で強烈な平和主義者です。貴族で九十七歳まで長生きしました。その幸福論は、「幸福の獲得」という題で、一九三〇年、五十八歳のとき、出版されました。学生の頃、読みましたが、あまり印象に残っていません。幸福を得るためには、内向的にならず、常に外に目を向け、すべてのことに興味を持ち、努力すること、そして愛することが大事というような内容でした。

一方、アランの幸福論は、一九二八年、アランが六十歳のときに出版されました。正しくは『幸福に関するプロポ』です。プロポというのは、アラン特有の言葉で、便せん二枚くらいの短文、話題というような意味です。したがってこの幸福論には、目次や体系がありません。全体で九十三のプロポで構成されています。

私は、アランの幸福論を読んで、感銘を受けました。書かれていることが、即物的で、さまざまな事例について解説してあり、ところどころにフランス人らしいエスプリが挟まれています。何回も読みました。どのページも赤線で一杯で、要約や感想などを、各プロポごとに書き込みました。私が本に書き込みをしたのは、この幸福論が主です。

一般に本というものは、一回くらい読んだだけではよく分かりません。分からないと、翻訳が悪いなどと言います。しかしよい本は何回も読むと、次第に分かってきます。幸福論も、毎日ひとつのプロポを読む、何十回も読み返しました。すると、著者の言うところが、次第に分かってきます。重複がある、同じことを何回も言っている、それでも友人のような親しみが湧いてきます。現在ではもう毎日読むことはなく、机の前に置いてあります。私も年をとりました。

アランは、毎日プロポを二時間くらいで書きました。修正はしません。書きたいときも、書きたくないときも、毎日同じ量をきっかり書いて、新聞に連載する。そこには詩があり、流れがあります。読者は、毎日このプロポを読んで楽しみ、生きることに勇気を与えられたと思います。

アラン（本名　エミール・シャルティエ）は、一八六八年生まれで、四十年間（一八九二〜一九三三）、リセ（高等中学校）の哲学教師を務めました。ただ一九一四年には一兵卒として兵役を志願し、砲兵として従軍しています。これは、彼が師と仰ぐデカルトにならったものと思われます。デカルトには、『方法叙説』

という名著があります。これは「理性を正しく導き、学問において真理を探究するための方法叙説」です。その冒頭に「正しく判断し、真と偽を区別する能力、これこそ本来良識とか理性と呼ばれているものだが、この能力はすべての人に生まれつき平等に具わっている」と書かれてあります。デカルトは平易に文章を書きましたが、その内容は思想の革命を起こしました。

アランの幸福論に一貫しているのは楽観主義で、前向きです。彼は気分に抵抗します。「寒いな。身を切るようだ。これが健康には一番だ」と言います。そしてよろこびの名人スピノザの言葉を引用します。「体が暖まったからよろこぶのではなく、私がよろこんでいるから体が暖まるのだ」。

アランにとっては、恐怖、いらだち、怒り、憂鬱、妬みなどは、すべてが病気なのです。これに打ち克つことが、幸福への道です。それは常に微笑み、相手に喜びを与えること、そして体操をすることです。体を動かし、伸び伸びと筋肉を働かせることが、最良の治療法なのです。言葉は何の役にも立ちません。

アランは上機嫌療法という術を推奨しています。さまざまな不快な人々や物事に対して、常に上機嫌で対処するという方法です。相手は至るところにいます。弱い相手もいるし、手ごわいのもいます。これらにぶつかるたびに、勇気を出して、上機嫌で対応します。そうすると、物事の展開がまったくちがってくる。そのことがシャワーのように感じられる。豊かに波うつ生命があふれ出てくるというのです。

アランは、礼儀作法を重視します。それは、荒ぶる情念をなだめる技術なのです。「相手を楽しませる」ということも、ほんとうの生き方の一つの規則だといいます。

健康長寿の道では、幸福が必須の要件です。その点で、アランの説く生き方は、大きな示唆に富むものです。われわれは何もしないでいると、すぐに自ずと不幸をつくり出してしまいます。だから幸福であろうと誓う意思と自己克服が必要なのです。それはきびしいものではなく、楽しいものだとアランは言います。

アランの教え子の一人に、**アンドレ・モーロア**（一八八五〜一九六七）という有名な作家がいます。彼は一九三九年、『私の生活技術』という本を著しました。これは大変面白い本です。アランの影響を受けながら、より文学的に生きる技術を説いています。アンドレ・モーロアは、アランを「現代のソクラテス」と呼ぶほど、その教えに影響を受けました。

生活技術の内容は、考える技術、愛する技術、働く技術、人を指揮する技術、年をとる技術の五編から成ります。注目すべきは、最後にある「年をとる技術」です。そこでは老いというものを取り上げ、いかに老いるべきかを説き、最後に死ぬ技術まで書いてあります。

アランはプロポという形式で、その場その場での感想と助言を綴りました。一方、アンドレ・モーロアは、アランの思想を下敷きにして、系統的に叙述したのです。そこには小説家の才能による数多くの事例と美しい文章があります。上手に年をとる方法では、ゲーテのように最後まで仕事を続けるか、引退して悠々自適するかの二つの方法があるといいます。

ここで詳しく述べる余裕はありませんが、最後に「ある何人かの青年に寄せる手紙」の終わりの文章が、私の気に入っているので、以下に紹介します。

「ここにあげた生活技術がいかに難しく思えても、不可能ではないことは確かだ。君たち以前に、すでに無数の世代の人間が、それらを成し遂げながら、人生という、二つの暗闇にはさまれたこのせまい光の地帯を、何とか横切ってきたのだ。何を怖れよう。短いあいだの役だし、観客だって君たちと同じく、やがて死ぬべき人間ではないか」。

アルベルト・アインシュタイン：七十六歳。二十世紀の物理学を変えた天才。

私は、終戦の翌年、旧制高校の理科に入学しました。そこではじめて、ニュートンの力学を学びました。戦争中にはろくに物理などを学んだことがないので、よく理解できず、試験の結果も落第点でした。これに奮起して、物理学を積極的に勉強するようになりました。すると物理学という学問が、大変興味あるものであると知りました。三年の最後に、アインシュタインの相対性理論を教えられました。これは非常に魅力的な理論だと思いましたが、さっぱり分かりません。二、三の教科書を読み比べてみても、理解できませんでした。そこで、大学に入学しても、物理学の勉強を続けたいと思いましたが、結局、医学の勉強に追われて物理学はおろそかになってしまいました。退職してはじめてまた物理学に接し、その深遠な学理とアインシュタインの偉大な業績を知りました。

　アインシュタインの物理学は、十分に理解してはいません。ただここでは、アインシュタインがどう生きたか、それが健康長寿にどのように関連したかを、述べてみたいと思います。アインシュタインは、物理学者であると同時に、哲学者であるからです。

　アインシュタインは、自然現象の奥の奥の奥には何があるかという疑問を常に持っていました。常人にはできないことです。こうしてブラウン運動の機序や光が何者か、時間・空間とは何かということを考えに考え、自らの満足する解答を得たのです。

　一九〇五年、アインシュタインがベルンの特許局の職員として勤めていたとき、世界の物理学会を大きく動かすような三つの研究が発表されました。それは、①光電効果、②ブラウン運動、③特殊相対性理論です。どれも物理学会を驚かせる論文でした。

　光電効果とは、従来、波とも粒子ともいわれていた光を、粒子であり、波であると一元的に説明し、光を伝える媒体と仮定したエーテルの存在を否定したことです。最高の速度を有する光という存在が、アインシュタインの関心事でした。実際、波でもあり、粒子でもあるというのは、不思議ですね。その粒子は、光子と命名されました。

　顕微鏡下で見られる花粉の不規則な運動は、一八二七年、植物学者ロバート・ブラウンが、はじめて記載したものです。しかし、その機序は不明でした。アインシュタインは、それを水の分子の運動によって花粉が突き動かされたと考えました。同時に分子の大きさの新しい決定法も提案しました。根底にある分子運動を、彼は見抜いたのです。

第三の特殊相対性理論は、光という限定された速度をめぐる問題です。ニュートン以来、物事の絶対基準が宇宙にあるものとされて、尺度が決められていました。ところがそういう絶対的基準は世界にはなく、すべては相対的なものでしかないとアインシュタインは考えました。たとえば、光のような速度の乗物に乗った人を、同じような速度の別の乗物に乗って追跡する人の場合はどうなるか。そこには足し算も引き算もありません。光の速度は絶対です。

アインシュタインはここで、驚くべき数式を誘導しました。それが$E = mc^2$です。Eはエネルギー、mは質量（kg）、cは光の速度（毎秒三十万km）を意味します。エネルギーと質量がここで等しいとされています。しかもcは光速度でその二乗ですから、膨大な値となります。はじめはその意味がよく分からなかった人たちも、原子爆弾の破壊力により、その威力をまざまざと感じました。そのときに弾頭につけられたウラン六十四kgの〇・〇〇一％、わずか〇・七gがエネルギーに変換されたといわれます。

アインシュタインはナチスの迫害を逃れて米国に渡りますが、その際、ドイツが原子爆弾を発明することを恐れて、ルーズベルト大統領に先に開発するよう書簡を送りました。連名でした。アインシュタインは、直接には原子爆弾の計画にかかわりませんでした。それが、広島に投下されたのです。彼は親日家として知られていました。後年、湯川秀樹が訪米した時、空港に出迎えたアインシュタインは、涙を流して謝罪しました。

アインシュタインは、時間と空間とを一つにして時空と呼びました。光の速度は一定ですが、それは空間（距離）を時間で割った値です。これから時空という単位が出てきます。

アインシュタインは一八七九年三月十四日、南ドイツのウルムという小さな町で生まれました。父親は温和な実業家、母親はピアノを愛する静かな女性でした。妹が一人いました。ユダヤ人ですが、宗教にとらわれることなく、子供はカソリックの小学校で育てました。アインシュタインは口数が少なく、発育が遅れているのではと心配されました。五歳のとき、方位磁石をみせられ、異常な関心を示したそうです。ただ暗記力は弱く、関心もなかったので、小学校の成績は普通でした。スイスのギムナジウム（中高等学校）に進学しましたが、堅苦しい校則と授業に馴染めず、勝手に退学しました。その後、自由の気風のあるアーラウ州立高校に入学して、そこからチューリッヒ工科大学に進学しました。はじめは講義にも出席していましたが、次第に自分の好きなことに時間を使うようになりました。このとき、同級のグロスマンと知り合い、生涯にわたる無二の親友となりました。グロスマンは、秀才であったので、大学の卒業にも力を貸してくれました。ところが卒業後、就職口がなく、糊口を絶たれ、困惑していたところ、またグロスマンとその父親が、ベルンの連邦特許局に推薦してくれて、一九〇二年、その職員に採用されました。仕事は楽で、余分の時間が十分にあったので、アインシュタインはここで多くのすぐれた研究に取り組みました。

　私は、退官後にヨーロッパのツアー旅行に参加しましたが、ベルンで小休止がとられましたので、迷うことなく、アインシュタイン記念館に直行しました。そこで粗末な木の机と椅子を眺め、世界を震撼させるような論文がここで書かれたと思い、感無量でした。この業績から彼はチューリッヒ大学理論物理学員外教授に任命されました。そこで特許局の上司に辞表を出したところ、上司は「嘘を言うな。アインシュタイン君。そんなことは信じられないよ。ぶさいくな冗談だ」と言ったといわれます。

　特殊相対性理論を発表してから、彼は一般相対性理論の研究に入りました。そして苦心して十年後の一九一五年に一般相対性理論を完成しました。それはニュートンの万有引力の法則に修正を迫るもので、物理学の基本原理となりました。その正しさは、一九一八年の日食の際、太陽光線がアインシュタインが予言したように、１・７度湾曲していたことで立証されました。世界は驚き、アインシュタインは、一躍、時の人となりました。

私は物理学者ではないので、アインシュタインの業績については、十分に理解できません。問題はこのような不世出の天才が、どのような人生観を持ち、どのように生きたかにあります。アインシュタインは、哲学者でもありました。彼は「素朴で気どらない生活が、肉体的にも精神的にも、すべての人々によいことであると信じます」と述べています。これはまさしく健康長寿の道であります。

彼はごみ集めの人でも大学総長でも、老若男女を問わず、どんな人でも対等につきあいました。柔和な目で、おだやかに話しました。身なりには無頓着で、髪はもじゃもじゃ、襟はゆるく開き、上着は垂れ下がり、とにかく外見を飾ろうとはしませんでした。

アインシュタインは、自然への畏敬を自らの宗教としました。

「自分が生まれた自然界の偉大な神秘を前にし、永遠や生命、宇宙について思いを馳せるとき、誰もがそこに畏敬の念を感じないではいられません。毎日、この神秘を少しずつ理解しようとするだけで、好奇心が満たされるのです」。「私はふたつのことに畏敬の念を抱いています。満天の空と自分の中にある宇宙です」。これは哲学者エマニュエル・カントが実践理性批判で述べた言葉に似ていますね。カントは宇宙ではなく、道徳としました。

アインシュタインは、与えられた知識を嫌いました。「常識とは、18歳までに積み重なった、偏見の累積でしかない」のです。「人生には、二つの道しかない。一つは、奇跡などまったく存在しないかのように生きること。もう一つは、すべてが奇跡であるかのように生きることだ。大切なのは、疑問を持ち続けることだ。神聖な好奇心を失ってはならない」。「感動するのをやめた人は、生きていないのと同じである」。

アインシュタインには、以上のような金言や警句がたくさんあります。その一つ一つが深い意味を持ち、生き方を教えてくれるのです。それは全く理系の生き方です。したがって学校で、歴史、法律、文学、語学などで時間をとられ、人間性が損なわれるのを警戒しました。

「学べば学ぶほど、自分がどれだけ無知であるか思い知らされる。自分の無知に気づけば気づくほど、より一層学びたくなる。大切なのは、自問自答し続けることである」。

しかし誰でも年をとります。「年をとって弱りきっている人にとって、死は救済になります。自分がすっかり年老いて死を返済すべき借金のように思うようになった今、わたしはそれを痛切に感じています」。

一九五五年四月十三日、アインシュタインに腹部大動脈瘤が発見されました。入院はしましたが、手術は拒否しました。病室には、ペンと紙を持参しました。四月十八日、大動脈瘤は破裂し、七十六歳の生涯は終わりました。遺言により葬儀は身内のみで行い、火葬にされ、その日のうちに遺灰は近くのデラウェア川に流されました。ただ脳だけは、保管されましたが、行方が問題になっています。

アインシュタインは、百年にひとり出るか否かの物理学の天才です。その生き方は、謙虚であり、人に喜びを与えることを好み、自然への畏敬を忘れず、自らヴァイオリンを弾いて芸術を楽しみました。人間的に、これほど魅力のある人はいないでしょう。健康長寿の上でも、沢山のことを教えられました。

孔子：七十四歳。わが生涯の師。

論語は、私の座右の書です。毎日、数節を読んでいますが、いつ頃からそうなったか、記憶がありません。高知大学に赴任したときは五十二歳でしたが、その頃は毎朝、論語を少し読んでから出勤しました。

我が国には、たくさんの論語の解説書があり、それぞれ解釈が人によって違います。私も自己流に論語を読んでいます。実業家の渋沢栄一は、「論語と算盤」を生活信条としました。

私は、「医師からみた論語」という立場です。論語の言葉を借りて、健康長寿の生き方を少し考えてみました。なお、論語には膨大な注釈本がありますが、私は、金谷　治訳注の『論語』（岩波文庫、一九六三年）をもっぱら使っています。これは、巻末に年表と地図があり、さらに語句索引があって、非常に便利です。

論語の冒頭に、次の有名な語句があります。

「子の曰く、学びて時にこれを習う、亦た説《よろこ》ばしからずや、朋あり、遠方より来たる、亦た楽しからずや、人知らずして慍《うら》みず、亦た君子ならずや」

孔子の時代、学びの対象は主として礼にありました。しかし、私は理系として医学を考えます。医学を学び、これを習うとは、患者の診療に応用することに当たります。朋とは、いろいろの出身の医師が同じ教室に参加して切磋琢磨すること、あるいは学会で全国各地から参集して、各々の研究発表をすること、そして意見や考えが通らなくても、決してそれで恨んだり、腐ったりしないことが大事ではないかね、というように解釈すると、実に分かりやすく、現実に適すると思います。

この最初に挙げられた言葉は、孔子が自らの体験を語ったものと思います。第一の学問と実践は個人的なこと、第二の友愛は志を同じくするものとの協調、第三は恨みを抱かないということです。

大事なことは、喜びや楽しさという点を強調していて、それに同調するように他人に働きかけるような口ぶりであること、恨みを抱かないこと、一言にしていえば、前向きの生き方といえると思います。

「これを知る者はこれを好む者に如かず。これを好む者はこれを楽しむものに如かず」という言葉があります。楽しむということが、キーワードです。

孔子は七十四歳で亡くなるまで、波乱万丈の生涯を送りました。晩年になって自分の生涯を顧み、次のような言葉を残しています。

「吾れ十有五にして学に志す。三十にして立つ。四十にして惑わず。五十にして天命を知る。六十にして耳順がう。七十にして心の欲する所に従って、矩を踰えず」。

（私は十五歳で学問に志し、三十になって独立した立場を持ち、四十になってあれこれ惑わず、五十になって命をわきまえ、六十になって人の言葉がすなおに聞かれ、七十になると思うままにふるまってそれで道を外れないようになった）。

　これは晩年になった孔子が過去を顧み、自分の精神史を要約したものです。このくらい簡潔に、自分のたどった道程を語った人はいないと思います。この言葉は有名で　不惑、知命などの用語は、一般にも使われています。しかし孔子は最初は政治家となることを志しましたが、失脚して故国を離れ、十四年間にわたる放浪の旅に出ました。その間、賊に襲われたり、飢えに苦しんで動けなくなったり、一時は喪家の犬とまでさげすまれました。故国の若者への教育のために帰国したのは六十九歳で、すでに老境にありました。十四年の経験は、孔子の哲学を深く豊かなゆるぎないものとしたと思います。しかし、一方では老化も進行していたことでしょう。

　宮崎市定という論語学者は、孔子は五十歳を頂点として以後は放物線を描いて下降する、耳順や不踰矩は、孔子の思うようにならない嘆声と思われるという意見を述べています。桑原武夫も『論語』という著書で、期せずしてこの意見に同調しています。

　老年医学の立場からいえば、その通りです。だが孔子は、常に前向きでした。どんな場合でも、己が信ずる道への歩みを止めることがありませんでした。論語の「子曰く」という言葉のひとつひとつが、生き方の凝縮を示しているのです。

　最後に健康長寿を端的に表した文言を紹介します。

「知者は水を楽しみ、仁者は山を楽しむ。知者は動き、仁者は静かなり。知者は楽しみ、仁者は壽し（いのちながし）」。

　知者は知性であり、悟性です。それは水のように流動的であり、常に問題を的確に捉え、その解明に努めます。学びの精神がここにあります。一方、仁者は自分の信条をしっかり守り、山のように揺るがない徳性を表します。この両者が均衡すれば、それは健康によく、長生きするというのです。健康長寿の道がここに明らかに示されています。

私は、二〇一〇年七月、孔子の生家、曲阜《きょくふ》を訪れました。その街並みには、高層建築がなく、宿泊したホテルは由緒あるものでしたが、二階建てでエレベーターもありませんでした。孔子廟は孔廟とも言われ、広い敷地にたくさんの建物が整然と建ち、中央の大成殿に孔子の像がありました。また孔子の墓所のある孔林は、樹木や草が生い茂り、人家の散在する広大な敷地を電気カートに乗って奥に進むと、三メートルくらいの墓碑があり、後ろにこんもりした低い小山がありました。

中国政府は、孔子を中国が生んだ偉人と崇め、盛んに宣伝に使います。しかし論語の語句を引用することはあまりなく、孔子廟や孔林にお参りする人も少ないようです。孔子は、自由を重んじました。「匹夫も志しを奪うべからざるなり」という言葉があります。言論の自由を重視しているのです。百家争鳴がこれから出てきました。

思うに日本くらい、たくさんの人びとが論語に親しみ、その精神を学んでいる国はないでしょう。幸いなことと思います。

論語は物語としても実に面白い書物です。バイブルのような宗教性が全くなく、師と門下生、門下生同士のやりとりがあり、口論があり、揶揄があり、諧謔があります。政治、教育、学習、交際、ビジネスなど、世事全般で教えられるところがたくさんあります。「子曰く」の中には、格言となって、今も使われている言葉が少なくありません。それはイデアが凝縮したようなもので、親しみがあります。

孔子の高弟子貢は孔子没後三年、墓所を離れませんでした。孔子は日月のように偉大だと言っています。論語の中には、健康長寿に示唆を与える言葉が何カ所もあり、生き方を学ぶことができます。

第三章の要約

第三章では、私が影響を受けたさまざまな人物について述べました。国内では、芭蕉、西行、漱石、鷗外、子規、湯川秀樹、多田富雄、日野原重明の八名、外国ではエピクロス、ルクレティウス、ゲーテ、メチニコフ、アラン、アインシュタイン、孔子の七名です。ただ有名人の伝記を書いたわけではありません。主眼は彼らが前向きに歩んだ生き方にあります。それを自分史として取り込み、自分のものとして忘れないように記録にとどめ、いつでも検索できるようにしておこうという意図によるものです。したがってそれは自分史の重要な部分となっています。実際は、さらに書いておきたいと思う人たちがたくさんいます。本を読んで感銘を受けることが日常とならなければ進歩はないと思います。

第四章　健康長寿の道を歩む

一・過去九十年の災害

私は、過去九十年を幸いにして大過なく生きてきました。しかし今顧みると、その間にさまざまな人命をそこなう事件がありました。それは次の五つの項目に要約できると思います。

①戦争による死亡
②核爆発による死亡
③自然災害による死亡
④疫病による死亡
⑤企業公害、自死、交通事故などによる死亡

まず明治以来、我が国は富国強兵のもと、内戦ならびに外国との戦いに追われてきました。一九四五年八月十五日、ようやく私たちは干戈《かんか》を離れ、平和を維持できるようになりました。

第二に、核爆発は原子爆弾と福島の原発事故が挙げられます。原爆は米国の非道によるものですが、後者の福島原発は、科学者の意見を無視した官僚と企業がもたらした惨憺たる事故です。これをいかに終息させるか、いまだに先は見えてきません。科学リテラシーのない人間が、おそるべき過ちをおかしてきました。

第三の自然災害は、地震、津波、台風、豪雨、洪水、噴火、土砂崩れなど、ありとあらゆる天災です。これは年々頻度を増し、「今まで経験したことのないような」という表現が示すように、大きな災害が増加してきました。地球温暖化による海水温の上昇が関係しています。そのうち東京も夏は四十度くらいの高温になるかもしれません。北極の氷はすべて溶け、北極熊は絶滅するでしょう。南海トラフによる大地震、富士山の噴火も予想されています。

第四の疫病は、現在、新型コロナウイルスがまさに流行中です。これはウイルスとホモサピエンスとの反応です。政府や役人の対応のまずさが目立ちます。パンデミックといわれますが、スペイン風邪ほどの死者は出ていません。科学の進歩で病原ウイルスも、すぐ明らかにされました。病原が不明だったスペイン風邪よりも、遥かに軽症ですんでいます。

最後に水俣病のような公害病とか自死、交通事故など、諸々の死亡があります。

以上を総括すると、私は九十年の間に、これらのすべての死亡の年代を経験してきました。ということは、これからの九十年にも、全く同じ災害に見舞われると予測されます。

それはより苛酷なものになるのではないかと憂慮されます。地球は今までに何回も生物を絶滅させています。今後、どのように世界が変わるか、予測はつきませんが、自由が圧殺され、住むことの困難な岩山のような島の帰属をめぐって隣国同士が争うような状況は、愚かとしかいえません。これらは火山帯に連なる自然であって、地球の長い目でみれば、いかに変化するか分からないのです。地球は今まで、何回も生命を絶滅してきました。自然に対する畏敬の念を常にもって、生きるということが大事だと思います。

二．自然科学の進歩

次にこの九十年に目覚ましい進歩を遂げたのは、何といっても自然科学の進歩です。それは空前絶後といえるでしょう。

まず物理学の進歩です。相対性理論と量子力学から、物理学は今や素粒子から宇宙まで、多くの発展が認められています。それは私たちの住む世界が、いかに謎に満ちているかを明らかにしつつあります。

物理学者は、未知の世界である生物学に挑戦しました。そして一九五八年、イギリスのワトソンとクリックが、科学雑誌『ネーチャー』にわずか二ページで、遺伝子ＤＮＡ（デオキシリボ核酸）の左右対称の二重らせん構造を明らかにしました。これをきっかけに怒涛のように、世界を揺るがすような遺伝子に関する研究成績が次々と発表されました。何よりも驚いたのは、細菌から人間まで、ありとあらゆる生物に共通のＤＮＡが見られるという衝撃でした。遺伝子を総称するゲノム、ＤＮＡ、ＲＮＡ、コドン、アミノ酸、タンパク質へというセントラルドグマがあります。Ａ（アデニン）、Ｔ（チミン）、Ｇ（グアニン）、Ｃ（シトシン）という四つの塩基の配列が、生物の設計図となっているのです。二十世紀後半は、まさに遺伝子の世紀といえるでしょう。この結果、進化論も確実なものとなりました。何よりも、私たち今生きている人間は、すべてホモ・サピエンスとして同じ遺伝子があり、人種というものが存在しないということが明らかになりました。すべての人が、二十万年前、東アフリカから誕生したホモ・サピエンスの末裔なのです。サピエンスとはラテン語で賢いという意味です。

自然科学の進歩は、医学・医療の面でも、顕著にみられます。これはすでに詳しく述べましたので、省略します。

ただ情報革命、デジタル革命は、私の生活をも一変させました。情報革命とは農業革命、産業革命に次ぐ第三の革命といわれます。それは、インターネットを通じて、グローバルに膨大な情報が速やかに交流する社会です。パソコン、スマホは、今や不可欠な機器となっています。

三、百歳まで生きる

百歳まで生きられるでしょうか。

私は、還暦六十から始まって、古希七十、喜寿七十七、傘寿八十、米寿八十八、卒寿九十と生き延び、残るは白寿九十九と百寿になってきました。色々な事がありましたが、とにかく九十歳代という大台に乗ったのです。

歌人、土屋文明に、次のような短歌があります。

「十といふところに段のある如き　錯覚持ちて九十一となる」

土屋文明は百歳まで生きました。

二〇二〇年九月二十一日「敬老の日」を前に、厚生労働省は、百歳以上老人が、前年比九千一百七十六人増の八万四百五十人に達したと発表しました。例年、二千人から四千人の増加であったが、今年は九千人以上と大幅な増加となったそうです。

男女別でみると、女性は七万九百七十五人と八十八％を占め、男性は九千四百七十五人に過ぎません。最高齢は女性百十七歳でこれは世界一となっています。男性は百十歳です。男は太く短く、女は細く長くということでしょうか。

女性はなぜ長生きなのでしょう。なぜ、がん、心臓病、脳血管疾患の罹患、死亡が男性より少ないのでしょうか。それは、女性に生殖力という自然の力があるからだと思います。

女性は五十歳になると、閉経期になります。ここで月経という煩わしさから解放されるのです。つまり五十歳は、女性にとっては、人生の折返し点に当たります。ここからまた新しい人生がはじまることになります。それが閉経というはっきりした年齢で決まり、女性ホルモンが変わります。エストロゲン、プロゲステロンの分泌が抑制されるので、血中のコレステロール値が上昇します。それはすべての女性にいえることです。

男性は、女性のように閉経というはっきりした折返し点がありません。七十歳になっても生殖機能があります。給与生活者は、六十歳を過ぎれば退職させられます。仕事はストレスであったが、また生きがいでもありました。その生活が一変すると、どうしてよいか分からなくなります。自分で自分の道のレールを敷かなければなりません。退職してはじめて自分自身と向き合うのです。

法句経に次のような言葉があります。

おのれこそ、おのれのよるべ
おのれを措《お》きて、誰によるべぞ
よくととのえし、おのれにこそ
まことえがたき、よるべをぞえん

「自分自身こそ自分のよりどころである。自分以外に一体誰に頼れるものがあろうか。よく調整され訓練された自分自身こそが、本当に得がたいよりどころなのである」という釈尊の教えです。

九十二歳の平均余命を生命表でみると、男性は四年、女性は五年となっています。つまり男であれば、平均して九十五歳までは、生きられるということです。しかし、平均値などは当てになりません。高血圧、糖尿病、喫煙、高脂血症、運動不足などがあれば、短命になるでしょうし、なければ長く生きられるでしょう。運動習慣があり、食事に注意し、体重が適正で、睡眠を十分にとり、生きる意欲があれば、百歳まで生きることは、そんなに難しいことではないと思います。

ただ百歳になったときに、どのような状態にあるかが問題です。

広瀬信義は東京の百寿者三百四人を、①認知症なし、完全自立、視聴覚に問題なし、②認知症なし、自立、視聴覚に問題あり、③認知症あり　要介助、④寝たきりの四グループに分類しました。①は全体の四％（男八％、女二％）、②は全体の十四％（男二十六％、女八％）、③は五十五％、④は二十五％でした。脳や体の機能がよいのは約二十％（①＋②）に過ぎませんでした。つまり健康長寿を維持していたのは、わずか二割で他の八割は要介助になっています。病歴をみると、男性ではがんが多く、女性では骨折が多いのが特徴で、骨粗鬆症が大きな問題となります。糖尿病は男女とも六％程度と低率でした。なお認知症のない人は、三割くらいだといわれます。過半数は認知症になっているのです。

人口学者の予測によると、二十一世紀に生まれたものの半数が、百歳まで生きられるといいます。しかし生活のスタイルはそれほど変わらないから、要介護者が膨大の数になることが憂慮されます。高齢者は何としても、健康長寿を心掛けるべきと思います。

ところで百歳以上生きた人々（センテナリアンといいます）には、どんな人生が待っているでしょうか。ＮＨＫ取材班が世界中を回ってセンテナリアンに面接してその心境を聞きました。驚いたことに、すべての人々が現状に満足し、一生の内で今が一番よいと答えました。これは後に述べる老年的超越に相当するものと思われます。

南カリフォルニア大学の認知神経科学者マラ・マザー教授によると、それは脳の前帯状皮質の機能が維持されているためとのことです。面白いことには、この部位は心臓の心拍数を司る機能があるそうです。脳と心臓は共に生涯にわたって細胞分裂をしない臓器です。こういう重要な生命をつかさどる二つの臓器が、手を携えてセンテナリアンを祝福するというのは、まさしく天の恵みのように思います。

四．生活習慣について考える

人生は生活習慣そのものです。読む、書く、考える、歩く、食べる、眠ることなど、すべてが習慣化されています。日常の何気ない行動が、自分流の習慣となっているのです。その習慣が体にとって良いか、悪いかで、健康長寿が決まってきます。こうして私は、自分の習慣を良くするようにつとめました。私が実施している習慣を次に述べます。

読むこと

　本を読むことは、昔からの習慣でした。今でも本が増えて棚などに収容できなくなり、時々破棄しています。学会誌などは、ほとんど手元に残っていません。幸いに現在では、グーグルで昔の論文なども、検索が可能になってきました。さらに書物の電子化は、私の読書の仕方を根本から変えてしまいました。

　現在、私はアマゾンのキンドルという電子書籍リーダーを使っています。この便利な機器で、電子化された書物は、ほとんどこれに入れて読んでいます。それは科学書から文学書まであります。何よりも青空文庫があり、昔の文学全集が二百円くらいで買うことができます。こうして漱石、鷗外、宮沢賢治などの全集が、私のキンドルに入っています。科学書や雑誌も同様です。またUnlimitedという特典があり、希望する書物を十冊まで無料で読むことができます。夜、眠れないときなど、キンドルは暗いところでも字を大きくして画面を明るくして読めます。電車の中、旅行などでは、キンドルという13×17㎝くらいの機器を必ず携行します。どんなとき、どんなところでもキンドル一つで、退屈しません。『文芸春秋』を毎月読んでいますが、電子化された新着雑誌を読むことが可能です。私のキンドルには、巨大な本棚があるのと同じです。

　しかし紙の本の重要性は、変わっていません。なんといっても、装丁、新刊本の印刷の香り、目次から全体の構成を知り、どこに何が書かれているかを見て、興味を持つところから読んだり、サインペンで線を引いたり、注釈や所感を書いたりは、電子書籍ではできません。ただどこに置いたか忘れることがあり、同じ本を二冊買ってしまったことも何回かありました。

読書は健康長寿の一要素です。読みたいと思う本を選定して、読むことが始まります。読むには視力、理解力が必要で、その内容は記憶として海馬を介して大脳皮質に達して評価されます。線を引いたり、書き込みをすることは、運動機能によるものです。こうして感覚から記憶、運動というループが形成されます。これを習慣とすることが、老化抑制につながると思います。

ただどんな本を読むかが問題です。私は昔の人間ですから、コミックはほとんど読みません。小説やエッセーは、すらすら読むことができます。つまらない本だと、ななめに読んでしまいます。しかし知識を得るための読書となると、なかなかそうはいきません。何回もたちどまって考えることが必要になります。ブルーバックスというのは、自然科学を対象とした新書ですが、私の愛読書となっています。ただ玉石混交で、つまらない本もあります。よい本に出合って、新しい知識を得ることは、喜びであり、楽しみでもあるのです。

デカルトは名著『方法叙説』の最後に次のような言葉を述べています。

「私は生きるために残っている時間を、自然についての一定の知識を得ようと努める以外には使うまいと決心した。その知識は、そこから医学のための諸規則を引き出すことができるようなもので、それらの規則は、我々が現在までに持っている規則よりももっと確かなものである」。

デカルトの時代からみれば、現代の科学、医学は、長足に進歩しています。しかし、高齢になっても、同じような精神のみずみずしさは、持ち続けていきたいと思っています。それが健康長寿の道なのです。

書くこと

書くことは、読むことよりも日常生活に縁遠いように思われます。書くにはまず書こうという内容が頭脳になければなりません。作家、ジャーナリスト、編集者、学者、評論家、新聞記者などは、書くことが仕事になっています。これに反し、一般の人は、あまり書くことをしません。どうしても書けないという人も、少なくありません。

私は、まず自分のことを書くようにするのがよいと思います。それは毎日、日誌をつけることです。日誌をつけている人は、約二十五パーセントといわれます。我が国では、昔から日記文学というものがありました。平安時代は、紀貫之『土佐日記』、『紫式部日記』があり、近年では永井荷風『断腸亭日乗』が有名です。簡潔な名文で戦前、戦後が記述されており、感銘を受けました。喜劇役者の古川ロッパは、戦前から戦後にかけ、毎日の事象を克明にメモにとり、それを大学ノートに書いて日誌としました。「日記をとっている瞬間が天国だと知っているのは、僕だけだ」と述べています。

日誌は自分史です。常にメモ帳を用意し、天候から、自分の健康、その日にあったこと、一日に何歩歩いたかなど、何でも書き、それをパソコンに移します。こうして自分の物語が毎日積み上げられていきます。これも健康長寿の道となります。

食べること

食べることは、生活に密着した行為です。九十年という歳月を顧みると、食べるものと食べ方が随分変わってきたように感じます。

戦前から戦中にかけては、食糧難の時代でした。それでも小学校のときは、食べるのが楽しみでした。戦争になると、次第に食糧を入手するのが困難になりました。戦争中は、陸軍幼年学校生活で、主食は押し麦の入った一日米飯四合五勺が基準でした。しかしおかずは、栄養とくにタンパク質が不足していました。この関係で、同期生は総じて身長が低いのです。予科士官学校へ進学すると食糧事情はさらに悪化しました。真っ赤な食事がよく出ましたが、それは高粱米でした。

戦後は食糧事情が最悪になりました。配給は二合三勺とされましたが、とてもそれだけの量はなく、主食はさつま芋となりました。それも家畜に食べさせるような質の低いものでした。米国から食料の支援があり、何とか凌いできました。その後、朝鮮戦争があり、景気もよくなって食糧事情も改善しました。

こういう過去を顧みると、何でも欲しいものが手に入る現在は夢のようです。食べることは生活の一部です。定年後になってから閑もでき、海外旅行に何回も出かけて美味しい料理を堪能しました。家庭にあっては家内が料理をしていましたが、動けなくなり、現在は自分で何をどう食べるかが、毎日の関心事のひとつになりました。

健康長寿では、何を食べるかが課題となります。たくさんの健康志向の著作が出版されています。けれどもそれで九十歳まで長生きできるかどうかの証拠はありません。大事なことは、多様性でしょう。国際的には地中海食というのが有名です。また日本で通常とられている和食も長生き食とされています。主食の穀類、野菜、魚または肉、果物、みそ汁、発酵食、卵、乳製品、食物繊維、ビタミンなどが十分とれていればよいと思います。

一日、朝昼晩と三食きちんと食べることが大事といわれてきました。しかし高齢になるにともない、腹八分としてカロリーを減らすことが必要です。私も八十歳代までは三食をとっていましたが、九十歳を超えるころから、朝は野菜ジュースと蜜柑、イチゴなどビタミンC、昼はパン、牛乳、チーズ、ヨーグルトなど乳製品主体、夜はみそ汁、野菜、魚時々肉という和食としました。毎朝、起床時に体重を測定してきましたが、八十五歳の頃は五十六キログラム台だったのが、今では五十二キログラム前後で、体重は理由もなく確実に減少しています。これが老化です。

空腹感をもつということが大事だと思っています。空腹になると、胃からグレリンという空腹ホルモンが分泌されます。それが脳に働き、空腹を感じさせるのです。グレリンは、運動の動機付けになるともいわれます。

空腹感が大事なのは、最近知られてきたオートファジーというメカニズムが示しています。それは飢餓時に体内で働く機構で、細胞が自らのタンパク質を分解して必要なアミノ酸を利用し、細胞内をクリーンにするということにあります。大隅良典東工大栄誉教授が出芽酵母ではじめて発見し、二〇一六年にノーベル生理学・医学賞を授与されたのが発端でした。以来、世界中で研究が大きく進展しています。たとえば北極熊は、獲物にありつけないときの方が多いのですが、その間はこのオートファジーが作動されています。人でも進化の過程で常に飢餓にさらされたので、生きる上での重要なメカニズムとなっています。それは少し空腹にしたときでも、作動されております。私も今は二食なので、午前中は空腹感を感じています。この感覚が大事と思っています。コーヒー、紅茶は食後に飲むようにしています。

眠ること

現役の頃は、睡眠は仕事によって左右されます。勤務中、居眠りは許されません。高知医大教授のとき、私は教室を管理する立場でした。回診のほか、医局で行う会議、抄読会、学会予行などでの居眠りなどはもってのほかでした。

しかし眠いことがあります。夜、充分に睡眠をとることの他に、昼食後自宅に戻り、三十分くらい仮眠をとることにしました。住まいは大学のすぐ傍です。夜、寝る前には睡眠薬を少量服用して寝付きをよくしました。退職してからもこの習慣は持ち越され、睡眠薬から離脱するのに苦労しました。

退職して自由になると、高齢者は一般に早寝早起きになります。睡眠が浅くなり、熟睡時間が減ります。夜間にトイレに行くようになります。私も二〜三回はトイレに起きます。睡眠が浅いと夢を見るようになります。食後にも眠くなります。こういう高齢者の特色への対応を誤るとうつ病になります。

まず睡眠薬を飲まないようにします、それには昼間、歩いたりして充分に体を動かすこと、三十分程度の昼寝をとること、夕食後はテレビを見たりして眠らないようにすること、これで大体七時間くらいは眠れます。十時就床、五時覚醒、昼寝も入れて七時間は眠っています。眠るのは楽しい。夢を見るのも楽しいのです。前の日にまとまらない考えが、一晩眠るとよい案が浮かんできます。よい睡眠は健康長寿の道なのです。

薬のこと

高齢者では色々の病気や障害が出てくるので、病院や診療所通いが多くなります。医師のなかには見境もなく、薬を出す人があるので、服用薬が多くなってきます。服用薬の副作用による病気が稀ではありません。老年内科医に検討してもらって、内服薬は五種類くらいにまとめましょう。認知症の薬などをいつまでも飲んでいることは不必要です。認知症に効く薬はありません。鎮痛薬は時に胃の大出血を起こします。

私は現在、緩下剤以外の常用薬はありません。病院や診療所に行くのは、年に一回くらいになりました。薬よりも体の機能にまかせるというのが、健康長寿の道となります。

五．健康長寿のための四つの項目「動く、楽しむ、喜ばす、感謝する」

健康とは何か

健康長寿という場合、健康とは何かが問題になります。ＷＨＯ（世界保健機関）では、「健康とは、身体的にも精神的にも社会的にもすべて満たされた状態にあること」と定義しています。また霊的（超越的）な状態も入れるべきとの論議がありました。英語でいうと、フィジカル、メンタル、ソーシャル、スピリチュアルによい状態にあるとなります。この状態をウェルビーイング（well-being）という言葉で表しています。ウェルビーイングとは、幸せ（ハピネス happiness）とは違います。幸せは感情的で一時のものです。ウェルビーイングは永続する状態で、国際的基準となっています。

国連が二〇一七年三月に発表した、世界百十五カ国を対象にした幸福度（ウェルビーイング）ランキングによれば、日本の順位は五十一位と低位です。一位はノルウェーで、上位五カ国のうち四カ国を北欧勢が占めています。主要な国を見るとカナダ七位、米国十四位、ドイツ十六位、フランス三十一位となっています。日本はまだまだウェルビーイングに対する熱意が不足しています。これは女性の社会的地位の低さや所得格差が大きいなどの問題があると思います。

私は健康長寿を「動く、楽しむ、喜ばす、感謝する」の四つに要約しました。これをＷＨＯの健康に当てはめると以下のようになります。

動く：身体的（フィジカル）なウェルビーイング
楽しむ：精神的（メンタル）なウェルビーイング
喜ばす：社会的（ソーシャル）なウェルビーイング
感謝する：超越的（スピリチュアル）なウェルビーイング

要するに前向きに生きる限り「動く、楽しむ、喜ばす、感謝する」というウェルビーイングになるということです。

このＷＨＯの健康に関する原則は、高齢者でも変わりありません。しかし年をとると、老化が進行し、老年病が多発します。老年病を予防し、老化を制御するにはどうしたらよいか、それが予防老年医学であり、健康長寿の道であります。

老年内科では、身体的な健康とともに患者の自立とＱＯＬ（quality of life）を重視します。ＱＯＬは「生活あるいは生命の質」です。どんな人間も自然から与えられた時間は変わらないから、それをいかに充実させるかが問われているのです。日本語の「生きがい」という言葉もＱＯＬに近いものと思います。

体内における老化の進行

高齢者では、常に老化が生体の内部で進行しています。森鷗外が『妄想』という作品の中で、自分の背後に何者かがある、自分はそれに操られていると述べていますが、それは生体の内部で進行している生物学的変化です。

エイジング（老化）という変化が、自分の体内で常に進行しているのです。たとえば、高齢者と若年者とでは、循環している血液が違います。老若二匹のマウスの血管をつないだ実験がありますが、老マウスは若返り、傷の治りもよくなったと報告されています。老いたマウスの老いた部分を切除すると、若返ったという報告もあります。

ヘーフリックという老化生物学者は、人の皮膚の細胞は継代培養すると、平均五十回で終わるという報告をしました。ただし、乳児であれば七十回くらい分裂できるが、高齢者では二十回くらいといわれます。固有の分裂を終えた細胞は、どうなるのでしょうか。通常は自然免疫細胞により非自己として処理されます（アポトーシス）が、そのまま存続してサイトカインを分泌するものもあります。

しかしすべての細胞が、ヘーフリックの限界にしたがうものではありません。染色体の末端にはテロメアという遺伝子があり、細胞分裂のたびに短くなります。それが細胞の年齢を決定します。ただ幹細胞とがん細胞は、テロメラーゼがあるので、テロメアは短縮しません。細胞は一般にテロメアの短縮にともなって分裂機能を失い、劣化するのです。細胞老化は、このようにして起こります。ミトコンドリアは細胞のエネルギー発電所でＡＴＰというエネルギーのコインを産生しますが、その働きが次第に衰え、活性酸素という細胞傷害物質を作ります。

細胞老化に関しては、その他、サーチュイン遺伝子（Sirtuin）が長寿遺伝子として知られています。この活性化が健康長寿につながるのです。その他にもＲＮＡ遺伝子など、多くの機構が解明されています。それらは老年学会の分科会である基礎老化学会で、毎年研究が発表されています。

私は臨床家なので、高齢者の患者を診るのが仕事でした。若いときは、高齢患者は川の向こう岸にいるような感じでした。それが次第に川幅が狭くなり、遂に私と一つに合体してしまいました。九〇歳代ともなると、もう老衰期です。視力障害、難聴、体力低下、筋肉量減少（サルコペニア）、骨粗鬆症、転倒、骨折、がん、心臓病、脳卒中、肺炎など、とにかく何でもありなのです。社会的にも年金暮らし、家族友人の逝去、孤独などがあります。

ただこういう老化は、すべて人体を支配する論理によるものであります。これが自然なのです。太陽に太陽の論理があり、地球に地球の論理があるように、人体にはそれに対応する複雑な論理があります。生老病死は、この論理による自然です。私たちは、この人体を支配する論理を自覚して、よりよい人生を送ることを、心掛けるべきです。

それが自然に対する畏敬であり、健康長寿の道であります。まさしく生き方によるのです。私は、「動く、楽しむ、喜ばす、感謝する」の四項目が大事だと思います。

一言で言うと、前向きに生きるということです。次にこれらについて述べたいと思います。

動くこと

体でも頭でもいつも動いていることが大事です。

「Use it or lose it」という言葉があります。使わなければ駄目になるという意味です。それは廃用症候群につながります。益々使いものにならなくなるのです。

貝原益軒の養生訓に「流水は腐らない、から戸の軸の下にある心棒は、虫がくわない。この二つは常に動いているから、災いがない。人の身も同じである」という言葉があります。また米国の老年学者バトラーは、もし運動という丸薬があったとしたら、それは万病に効果がある薬だと言っています。

ホモ・サピエンスである人間は、二足直立で二十万年前に東アフリカを出国し、狩猟民族として相互に助け合い、ひたすら獲物を求めて歩きました。赤道直下から南方の島々へ、あるいは中国からシベリア、アリューシャン列島を抜けてアメリカ大陸に、苦難を乗り越えて膨大な距離を歩んだのです。私たちは、歩くというレガシーを受け継いでいます。

立位をとること、それ自体に意味があります。血圧は足で高く、脳では低血圧です。脳内血管は収縮しません。常に血流が維持されるような機序があります。重力が働いて、循環が正常に働きます。脳は重量が体重の二%ですが、消費エネルギーは二十%にも及びます。立位の際には、交感神経が作動されて重力が働き、脳循環が維持されます。

一方、重力を失った宇宙飛行士では、老化が進行し、地球にもどってから一時、歩くことができず、リハビリテーションが必要です。紙一枚を重く感じたと言っています。

寝たきりとなった高齢者でも、同様に重力があまり働かないので、起立時にフラフラ感が起こります。立位をとって動くことは、人間に与えられた自然の宿命なのです。寝たきりで放置されると骨粗鬆症や筋肉減少症（サルコペニア）が進行し、転倒、骨折を起こしやすくなります。

私は、朝、起床後四十分、運動をします。骨格は、マシンです。飛行機が離陸する前に、入念に機体を整備するように、骨格にある関節を整備し、活性化します。人体には二百六十個も関節がありますが、肝心なのは手指、手首、腕、肩、頸椎、腰椎、大腿、膝、足、足趾です。関節には軟骨がありますが、年とともに摩滅し、慢性炎症を起こします。

私は起床後、まず肩と頸椎の運動をします。伸展、弛緩、回転、回旋、屈曲などで、可動域を確認します。高齢者に多い手先がしびれる変形性頸椎症は、毎朝、首の運動をすることで、簡単に予防できます。

その後、腕、大腿、膝、足、腰椎、骨盤などを目標として、有酸素運動を行います。陸軍幼年学校で教えられたデンマーク体操が基盤にあります。最後に、臥位で上下肢を上に上げ、二分くらい振動させます。これは父が実施していた西式健康法の毛管運動というものです。この運動は末梢の微小循環を改善します。心臓への静脈還流が増大し、伸展された心筋のポンプ機能が活性化されるのです。

朝、目が覚めた時は、手が腫れぼったいような感じがします。しかし寝たまま両腕を上げて両手を二、三分細かく振ると、心臓への血液還流が促進され、手を開いたり握ったりするのが楽になります。むくみがとれるのです。足も同じです。これが微小循環の改善です。試してみることをお勧めします。

歩くということも、重要です。私は七十歳代の頃はよく歩きました。高尾山にルートを変えて三回登り、一時間二十分で山頂に着きました。普通よりも十分早くなります。帰りも歩きました。今はだめです。どうしてこんなにのろいのか、まさしく亀の歩みで、どんどん追い抜かれていきます。まあ歩けるだけましというものでしょう。今では、一日で五千歩から六千歩の「のろのろ歩き」というところです。

しかし歩くということの効用は、素晴らしいものがあります。以前、日系ハワイ人の高齢退職者を対象として、一日の歩行距離を一マイル未満、一～二マイル、二マイル以上に分けて十二年間追跡したコホート研究がありました。それによると、二マイル以上の群が最も長命でした。二マイルといえば、三・二キロメートルです。特にがんの予防効果があったといわれます。

運動の効果が、脳を活性化するということを、精しく実証したのが、スウェーデンのカロリンスカ研究所出身の精神科医アンダース・ハンセンです。ハンセンは、ウォーキングやジョギングなどを習慣にすると、脳の活性化に大きな効果があることを多数の例から実証しました。とくに運動はドパミン、ノルアドレナリン、セロトニンの分泌を促し、認知機能、学習機能、集中機能を増進します。脳トレやパズルなどは、脳機能の改善効果はありませんが、運動することで脳は活性化され、海馬に細胞分裂がみられるといわれます。歩行などを習慣とすれば効果があるといいます。

禅の大家、鈴木大拙は日野原重明を主治医とし、九十六歳まで長生きしました。歩くことの重要性を教えられ、鎌倉の東慶寺の境内を毎日三十分間、それもわずか二十メートルのところを行ったり来たりされました。一往復ごとにスタートの門のところに小石をとって並べ、毎回散歩の記録をとられたそうです。私はこれを知って、カントのことを思い出しました。

十八世紀の大哲学者イマヌエル・カントは生来虚弱で身長も百五十センチメートル台と小柄でした。そこで、規則正しい生活を送り、健康維持につとめました。中でも有名なのは、散歩です。毎日、決まって午後三時にグレーのフロックコートを着て杖を用い、菩提樹のある小道を八往復し、午後六時に帰宅したそうです。付近の人たちはカントの姿を見て、時計代わりにしたといわれます。その小道は後に「哲学者の道」と名付けられました。カントは八十歳という当時としては長寿で亡くなりました。

年をとると、歩くのが遅くなるのはサルコペニア（筋肉減少）だけによるものではありません。何よりも重要なのは最大酸素消費量です。高齢者では体が利用できる酸素が急速に減っているのです。それは心肺機能の低下に依存します。年をとると、心臓の拍動数を増加させる機能が衰えてきます（β受容体機能といいます）。生理検査室の運動負荷試験では、年齢によって負荷を軽くしているのはこのためです。エアロビクスすなわち有酸素運動の持続が短くなるので、長歩きができなくなります。

私は九十一歳から午前三十分、午後三十分、それぞれで計五千歩以上、歩くことを日課としています。高齢なので、すたすたとは歩けません。下肢を左、右と交互に前に出すという歩く基本の運動能力が低下しているのです。普通の人が無意識にしていることが、できなくなってきます。こんなことが起きるとは夢にも思いませんでした。

ヘルマン・ヘッセは高齢となって次のように述べています。

「つい先日までまだほんの短い散歩道であった道のりが、長く、難儀なものとなる。そしてある日、私たちはその道をもう歩くことができなくなる。それは苦い現実なのだ」。

私は踵から地面に着き、足の拇趾のつけねの辺で大地を蹴るようにしています。高齢者の歩行は意識された体操なのです。しかしゆっくり歩くことによって、歩くことの楽しさを感ずるようになりました。それが健康長寿に寄与しているように思います。

私の家のすぐ前は、大学通り（一橋大学がある）という広い遊歩道となっています。そこを歩くことにより、大気、風、雲、植物、鳥、昆虫などの自然に毎日、接することができます。自然は、時々刻々変化しています。

私たちの住む地球は、日本付近で時速千四百キロメートルで自転し、時速十万キロメートルで公転しているといわれます。二十四時間で地球は一回りするのですから、超音速の大変な速さです。私たちの内部でも、血液やリンパ液は常に循環し、神経は電流を流して休むことがありません。私たちは動き、動かされる存在なのです。こうした自然のルールを知り、日常生活に生かすということが、健康長寿に通ずる道であることを銘記すべきでしょう。日常の家事でもよく動くことが大事です。「テキパキとキビキビと」、人の嫌がる仕事を進んでするという気持ちが楽しみに変わるのです。

動くことは、寝たままでもできます。足関節の屈伸運動を反復することで、臀部から下肢の筋肉が収縮します。ぼんやり寝てないで、起きる前でも目が覚めたら、足の屈伸運動をしましょう。何でもないことですが、サルコペニアの予防になります。

人間とは、本質的に二足で起立、運動を続けている存在なのです。私は東京都老人医療センター（現健康長寿医療センター）で、たくさんの動けない高齢者を見てきました。動けるということは、実にありがたいことと思います。

私は五十歳頃から毎朝、四十分の体操を欠かしませんでした。それが人体というマシンを整備し、燃料を十分に入れることになります。今の健康長寿にこの体操が役立っていることを感じています。九十歳を超えてもこうして歩けることを天に感謝しています。

楽しむこと

高齢者では、年をとるにともなって楽しくなる人と、苦痛に感ずる人とに二分されます。楽しむとは、高齢を生きる喜びです。ＷＨＯの健康における精神的なウェルビーイングにあたります。精神的に満足していること、それが楽しみにあたります。

貝原益軒は養生訓のなかで、「長生すれば、楽しみ多く、益多し」と述べています。長く生きること自体が、楽しいのです。楽観的に前向きに生きるということです。

視力低下、難聴、運動機能低下の三つが、老人の日常行動を阻害します。昔のように円滑にはいきません。しかし、これをポジティブにとるか、ネガティブにとるかで、人生が全く変わったものになります。

人体では、八十歳を過ぎてから九十歳代にかけて、老化が一段と進みます。ヘーフリックの細胞分裂は限界に達し、テロメアは最短となり、アポトーシスというプログラム化された細胞自死が増大します。内分泌系、免疫系、神経系の三者は、相互に連携してホメオスタシス（体内環境の恒常性）の維持が図られていますが、その機能も次第に低下します。

こうして細胞が老化し、自死していく高齢期にあって、私たちは、どのように生きていくのでしょうか。

第一に私は、自分自身が老化の中にあっても、楽しむという心構えを持つことが大事だと思っています。それには、常に前向きに生きることです。中国の「大学」という古書に「日に新たに　日々に新たに、又日に新たなり」という有名な言葉があります。殷の湯王という人は顔を洗う洗面器に、この言葉をはりつけて、毎朝顔を洗うたびに心も毎日新しくすることを心掛けていたということです。

大事なのは、向上心を維持することです。何歳であっても、向上への意欲を失わないことです。私は幼年学校在学時、教頭から二つの禅語を教えられました。ひとつは「日々是好日」で、他は「随処に主と作《な》る」です。

過去にとらわれず、未来に何ものも望まず、現在只今を楽しむ、それが「日々是好日《にちにちこれこうじつ》」です。臨済宗の『碧巌録』にある有名な言葉です。

「随処に主となる」も同じ臨済宗の言葉ですが、正しくは「随処《ずいしょ》に主《しゅ》と作《な》れば立処皆真《りっしょみなしん》なり」と読みます。この言葉も臨済録にあるよく知られた言葉ですが、はじめは何のことか分かりませんでした。しかし、年をとるとよく分かってきます。要するに主体性の問題です。いついかなる時でも、自分という主体性を失うことなく自在に生き、ひとつのことに集中するという心構えです。

常に学ぶということが大切です。自然科学に親しみ、我々を取り巻く自然、また我々自身という自然が、いかに謎に満ちたものであるかを学び、楽しむことも私は取り入れていきたいと思います。

ところが九十歳代と高齢になると、一般に「老年的超越」という心的状況になる傾向があることが知られてきました。それはスウェーデンのウプサラ大学のラルス・トルンスタム教授と共同研究者により見出されたものです。簡単に言えば、老年的超越とは、物質的・合理的な視点から、より神秘的・超越的な視点への移行です。この移行とともに、人生の満足感がもたらされます。老年的超越に達している個人は、宇宙の精神との神秘的交信という新しい感情、時間と生と死の再定義、そして自己の再定義を体験しています。また物質的な事例への関心の減退と、孤独な瞑想の増大を体験しているといいます。

九十歳を超えた人にとっては死が親しいものとなってきて、それがすべての生けるものが必ずたどる道であることを知ります。自己の感覚は広がり、自分のかかわりのある他者をも広く含むものとなるといいます。

こういう老年的超越は、我が国でもみられるものでしょうか。増井幸恵という心理学者によれば、齢を重ねて超高齢に至った人は、不思議に幸福感に満ちているそうです。穏やかで物事をありのままに受け入れます。百歳の超高齢者は、外見から想像がつかないくらい、幸せを感じている方がとても多いのです。それは、明らかに七十から八十歳代の高齢者とは、違ったものでした。生涯現役などという言葉は、超高齢者にはありません。身体的機能は、最低にあるでしょう。しかも幸福感に満ちているというのです。

しかし、九十歳以上になると、社会からのインプットと社会へのアウトプットはほとんどなくなります。世間からとり残されたような境遇にある高齢者は、内向的にならざるを得ません。よかったと思う過去を回想してそれに浸るという気持ちが脳を刺激し、エンドルフィンのような物質を分泌し、それが幸福感を起こし、老年的超越になるのではないでしょうか。老年的超越の生理的解明が必要と思います。

九〇歳代を生きる人々に、このような老年的超越が用意されていることは、まさしく天の恵みといえます。私自身も九〇歳代となり、老化が進んでも心理的にはウェルビーイングを感じています。何かとてつもなく大きなものに包まれ、それに守られているような感覚があります。したがって生きることが楽しみになります。生死を超越している感覚が出てくるのです。生きていることは楽しい。老いることは楽しいのです。

杉田玄白は晩年、次のような短歌を詠んでいます。

「過ぎし世も、来る世も同じ夢なれば　けふの今こそ楽しかりけり」

喜ばすこと

喜ばすということは、ＷＨＯの健康要素の社会的ウェルビーイングにあたります。自分が世の中のために役立っているという感覚です。一言でいえば、利他主義の哲学です。

私たちは、よく「他人に尊敬されるような人になれ」と言います。それは間違いです。受け身であってはなりません。他人を尊敬するような人になることを心掛けるべきだと思います。謙虚は美徳です。吉川英治は「我以外皆吾が師」と言いました。

人間というものは、お世辞であっても、褒められると嬉しく、記憶に残るものです。私は陸軍幼年学校で、西洋史の教官に、お前の答案はよくできているぞと褒められました。たったそれだけのことが、今でも忘れられないのです。

最近はスマホを誰でも所有するようになりましたが、ＳＮＳで悪口を言われて自死を遂げた人が少なくないといわれます。私にはこの心境は分かりません。いやだったら見なければよいのです。人生がＳＮＳに捉えられているから、こうした事態となります。もしＳＮＳの内容が褒め言葉で満たされていたら、世の中は随分明るいものとなるでしょう。恨みや悪口というものは、悪徳なのです。

アランは「幸福論」の中で、友情の美しさを語っています。

「友情のなかには、すばらしいよろこびがある。ぼくがいることで、友人が少しでもほんとうのよろこびを得るなら、そのよろこびを見たぼくが、今度はまたよろこびを感じるのである。お互いに与えたよろこびが、自分に返ってくるのである。と同時によろこびという隠されていた宝が、手の届くところに現れてくる」。そしてアランは言います。「よろこんでいる人も、ひとりだけでいたら、やがて自分のよろこびを忘れてしまう。だから毎日、健康法のように笑うことを練習することだ」。私も最近、鏡をみると微笑むようにしています。それが習慣になると、何となく愉快になるのです。

私は、小学校、幼年学校、大学の同期会の常任代表幹事をしています。毎年一～二回、昔なじみと会い、おしゃべりをするのが楽しいのです。幼年学校では、年に一回、同窓会誌を発行してきました。大学では、卒後六〇年で、「それぞれの自分史」と銘打って、自分史を書いてもらいました。寄付を募り、非売品の本として配布しました。今まで、隠されてきたことが明るみに出て、それぞれの歩んできた道と考えを知り、よいものができたと喜びを分かちあえることができました。

老人はどうしても孤独になりがちです。しかし一人でいても、毎日笑い、微笑み、喜びの練習をした方がよいのです。そして外出で人に接したら、まず微笑むこと、レジなどで商品をもらうときも、一言ありがとうと言いましょう。それが喜ばすということの基本だと思います。ありがとうと言うことが癖のようになると、それは潤滑油のようになり、世の中を明るくするのです。

ちなみに私は現役の時、長い間フォスターペアレントの役割を務めました。東南アジアの貧しい子供たちと養子縁組を結んで、金銭的な援助とともに手紙の交流をするのです。写真を送ってきて、こちらも癒されました。こういうことも、喜ばし、喜ばされることではないかと思います。

トーマス・マンはゲーテについて「ゲーテの心からなる願いは、ひとびとのために何かをすることであり、ひとびとにとってこの世を楽しいものにしてやることでした」と述べています。喜ばすということは、社会のために何か役立ちたいという願望が、根底にあると思います。ボランティアなども、無償の奉仕が相手に感謝と喜びを与えています。

感謝すること

私は、動く、楽しむ、喜ばすを、自身が守る三原則だと述べてきました。ところが先輩のクリスチャン医師から、それに「感謝する」という言葉を加えなさいといわれました。私はキリスト教徒ではありませんが、自然に対する畏敬の念を常に持っています。したがって「感謝する」を入れることにしました。

年をとると、自然への畏敬という、その自然を具体的に思うようになります。そこで毎朝、太陽を拝むことにしました。ベランダに出て、太陽に向かって礼をし、昨日の無事を感謝し、今日一日の無事と新たなるエネルギーを受けることを祈ります。

日によって天気が違います。午前六時に東を見ると、冬などはまだ太陽が出ないこともあり、また曇りや雨の日もあります。快晴で朝焼けがあったり、天空に月が輝いているときは、太陽、地球、月の三位一体の自然のなかに自分が存在することに無上の喜びを覚えます。

一方、太陽光線からの紫外線を適度に受けることは、健康長寿に必須といわれるビタミンDを生成します。またセロトニンなども放出されるといわれます。雪国の人たちはとくに注意していただきたいと思います。私は午前、午後、太陽光線を浴びて歩くことを楽しんでいます。

太陽賛歌

朝まだき　ベランダに出て　陽の光を仰ぐ
晴れの日も　曇る日も　雨の日も　風が吹いても
太陽は　そこにいる　常に変わらず　エネルギーを
生きとし生けるものに　あまねくそそぐ
時には天空に　月が輝く
太陽と地球と月と　三位一体にある自然
春夏秋冬　いそがずやすまず　自然は動く
自然を畏れ、自然に学び、自然をうやまい、自然を友とする
われわれのからだ　ホモ・サピエンスも自然
生老病死　自然がはたらく
健康長寿の道は　自然のなかにある

作家山本有三の詩

「心に太陽を持て
嵐が吹かうが、雪が降らうが
天には雲、地には争ひが絶えなからうが！
心に太陽を持て
さうすりや何が来ようと平気じやないか！
どんな暗い日だつて

それが明るくしてくれる！」

（原作はチェーザレ・フライシュレン）

ヒトの歴史は、まだ数百万年です。これに引き換え恐竜は、二億年近くも生存したのです。本当に驚きです。空を飛ぶ鳥は、恐竜の末裔といわれます。

私は自然というものの想像を絶する奥深さと神秘に、驚きと畏敬の念を常に抱いています。おおぜいのすぐれた自然科学者がこの神秘に挑戦し、私たちはその成果という恩恵に浴しています。しかし、なぜ光より速いものはないのか、ダークマターとかダークエネルギーなどについては、皆目分かっていないのです。かつては世界の中心に位置すると思われた太陽系が、実は銀河系の端っこにありました。星にもエイジングがあり、寿命が尽きると巨大なブラックホールという墓場に吸い込まれていきます。

地球に四十六億年、生命に四十億年の歴史があります。

私たちは、どんな人でも同じ体が与えられています。この体に何百万年にも及ぶ自然の叡智が結集し、生老病死の法則にしたがって生命を営んでいるのです。この人体という自然を大事にしてその機能を全うさせること、それが健康長寿の道に他ならないと思います。

第四章の要約

第四章ではまず過去九十年の災害の歴史を顧みました。そのなかで自然科学が長足に進歩し、寿命が延びて人生百年時代が到来した事実を述べました。何びとの予測をも超えた激動の時代でした。しかし高齢者の人生は必ずしも明るいものとは言えません。医療費、介護費は年々増大して、庶民は苦悩に喘いでいます。そこには生活習慣が課題となっていると思います。そこで私の日常における生活習慣についての経験を参考に述べてみました。また健康とは何かをＷＨＯの定義にしたがって検討し、それが身体的、精神的、社会的、超越的な要素からなるウェルビーイングであることを知りました。また私の生活信条である「動く、楽しむ、喜ばす、感謝する」が、WHOのフィジカル、メンタル、ソーシャル、スピリチュアルな要素に対応するものであり、健康長寿の道となることを悟りました。これが私の人生観となっています。総合機能評価もフィジカル、メンタル、ソーシャルという構成になっています。宇宙から見れば、地球は生命の星です。人体には何百万年にも及ぶ自然の叡智が機能を営んでいます。それを知り、大事にすることが健康長寿の道なのです。

第五章　死について思う

人間は死ななくなった

私は医師免許を取得してから、約六十年になりますが、この間の医学の進歩には、目を見張るものがあります。寿命はこれで大きく延びました。しかし、二〇二〇年現在の我が国の最高長寿者は、女性は百十七歳、男性は百十歳で、女性は世界最高と認定されています。おそらくこの辺が、ホモ・サピエンスとしての人間寿命の限界と思います。

一方では、百歳を超えて生きている人は、指数関数的に増大しています。八十歳代、九十歳代、百歳代で亡くなる人たちが、著しく増えつつあります。社会は、高齢多死の時代に入り、結果として、生存率曲線が台形となってきました。高齢者は要介護という課題がありますが、高齢になるにともなって要介護の期間は短くなってくるのです。生から死へと、比較的早く移行します。死因は、がん、心臓病、脳血管疾患、誤嚥性肺炎そして老衰です。急死も増えています。

緩和ケア

子規は脊椎カリエスの苦痛に号泣し、自殺を図ろうとしました。現代医療ではこういうことはあってはならないのです。終末期の苦痛をとり、満足感を持って死ねるように、医師、看護師など医療関係者は協力してモルヒネなどを適切に使用し、エンドオブライフ・ケア（終末期看護）の充実を図ることが必要です。特に看護師の役割が大事と思います。

死をどう受け止めるか

ここで思い出されるのは、スウェーデンのウプサラ大学のトルンスタム教授による老年的超越です。九十歳を超えた人たちは、死を怖れない。むしろ親しみを感ずる。自分が宇宙とつながっていると思う。そういう心境に次第に変化するというのです。

私たちは、人間である以上、すべて死という終わりがあります。若い人にとっては、死はおそるべきもの、忌むべき存在です。しかし、生老病と人生を過ごして、超高齢期に至ったものにとっては、死はゴールであり、到達点です。高齢となって、老化し、病を得て、死ぬことは、自然の憩いです。むしろ喜ぶべきことのように思います。そこには達成感があります。

尊厳死、平穏死、ホスピス、緩和ケアなど、いわゆる終活を表す言葉が、毎日のようにメディアを賑わしています。寿命が急速に延び、高齢多死の時代となってきた関係があります。今では六〇歳代の死は、夭折とみなされるようになりました。そうなると、死をどのように迎えるかが、課題となります。安楽死の是非が、社会的問題となっています。

私の母は、骨折で老人病院に入院し、何回も手術を受け、付き添いが付いて療養をしていました。あるとき、どうしても退院したいと懇請されたので、ケアを家族で行う体制をとり、退院させました。ところが母は、自宅に戻って後、一切の治療を拒否しました。飲み物、食べ物をとることもしませんでした。自らの生命を終わらせるために、断食をはじめたのです。その間、親族や親しい友達に会って謝辞を述べ、自ら予定していた五月の連休日の前日に息をひきとりました。享年八十七でした。

人には勧められませんが、終末期のひとつのとりかたです。自分の死は自分で決める、家族にこれ以上迷惑をかけたくないという思いがあったといえます。家族の中に私がいたので、とくに反対もなく、実施されました。普通はなかなかこうはいきません。

昔の僧侶は、自ら死を選びました。多くが断食でした。それを忠実に実行したのが、西行法師です。願いどおりに、桜の花の下で、死去しました。

死は時々刻々に近づいている

私は、死というものは、時々刻々、体に刻まれているものと考えています。体には、生きている部分と死んでいる部分があります。仮に生きている部分を白、死んでいる部分を黒とすれば、今は死んでいる部分の黒が、大きくなっています。それが老化です。黒が圧倒するように大きくなり、白がなくなれば、個体の死とみなされます。

臨終のときに死が来るのではなく、体の中にある黒い死の部分が、全体となるだけです。生と死は、ひとつのものです。熱力学の第二法則のエントロピーが作動し、秩序のあった生体が、無限の無秩序に変わります。それが自然の摂理です

越前永平寺初代住職で、我が国曹洞宗の開祖である道元は、『正法眼蔵随聞記』の中で、次のように述べています。

「念々に死去す。畢竟暫くも止まらず。暫くも存ずる間、時光を虚（むなしく）すごすこと無かれ」

この意味は、「時々刻々、人間は死につつあるのだ。総じて、少しも止まることがない。暫くでも存命のあいだ、時をむなしく、過ごすことがあってはならぬ」

『正法眼蔵随聞記』とは道元の高弟懐弉（えじょう、道元より二歳上）が、道元の言行をしたためたもの

です。念々とは、一瞬、一刹那のことです。つまり現在只今の瞬間でも、人は死につつあるのです。道元は、無常ということを忘れるなと言います。

自動車でも、永く使っていれば、方々に故障が起こります。それを修理しながら、走らせれば、かなり長い期間、使用できるでしょう。高齢者もこのようなポンコツとなった自動車と同じようなものです。手入れをよくすれば、結構長く走れるのです。

私は九十二歳、いつ死んでもよい年齢となりました。死ぬときは、お世話になったすべての人たちに感謝して、幕を閉じたいと思います。そして宇宙を考えます。自分がそれにつながっている自然です。私という、歴史上、かつて存在しなかったひとつの個性を持った人間の物語が、終わりを告げることになります。元の自然に還るのです。

私はこれからも、前向きに生きようと思います。目前に迫る死を、心の友としています。もうしばらくしたら、すべてが消失して、私も宇宙に還ります。生きものの星、地球のリサイクルに加わることになるでしょう。物質であり、エネルギーに変わるのです。それが、私という個体の人生の終焉です。人間は、所詮、宇宙に浮かんでいる地球という生命の星のかけらなのです。

第五章の要約

死ぬということに、昔から関心がありました。それは死をポジティブに捉えること、死を忌むべきものではなく、祝福すべきものという考えです。初めあるものは、必ず終わりがあります。どんな死であってもそれは終わりです。平和な世の中に生きて、長生きして、平和に死ねること、これはまさしく至福の道を歩んでいることになると思います。超高齢を生きるということは、少しずつ死んでいる過程です。そう思ってこの章を書きました。

あとがき

河合隼雄は、「生きるとは自分の物語をつくることだ」といわれました。自分の物語は自分の記憶、とくに若いときのエピソード記憶に依存しています。しかしエピソード記憶は忘れたり、変わったりすることが多いものです。私も忘れないうちに、私の物語を書いておこうと思いました。

『健康長寿の道を歩んで』は、九十二歳となった私の自分史です。家族歴、学歴、職歴、医学・医療、忘れえぬ人々、尊敬する先人、自分が生きる習慣、人生哲学、死生観などを五つの章に分けて書き、それぞれに要約をつけました。

これは自分にとっての生老病死に当たります。死はまだ来ていませんが、その手前まで来ています。生まれてから中年までは、生というプラスのベクトルが優位を示します。心も体も躍動しています。五十歳頃になってそれは頂点に達し、以後、老いと病いというマイナスのベクトルが現れ、プラスのそれを凌駕していきます。老化、老年病が人生において重要であることを、すべての人が自覚するようになるのです。健康長寿の存在理由がここにあります。その重要性は、年と共に増していきました。

私は医師として循環器病学と老年医学を学びました。循環器病学は横のつながりで、循環器という限られた分野を分析的に追究します。一方、老年医学は縦のつながりで、加齢による変化を追究します。老年医学によって、私は包括的に人間をみるようになりました。予防老年医学は健康長寿の道にほかなりません。高齢に至って医師は自分自身のことを考えます。自分が老化・老年病の渦中にあるのです。そのなかでの健康とはいかなるものでしょうか。

　そこで私はＷＨＯによる健康の定義を参照しました。それはフィジカル、メンタル、ソーシャル、スピリチュアルにウェルビーイングであるというのです。そこに四つの要素があります。身体的、精神的、社会的、超越的に「持続する幸福の存在」が健康です。ふだんあまりこうした事を考えませんでしたが、言われてみればもっともです。ただ高齢者という脆弱な存在を念頭においた定義ではないように思いました。

　本書では、こうした点をふまえて高齢者における健康、つまり健康長寿はどうすれば得られるかが課題になっています。それを九十二歳の老年内科医が考えました。結局は生き方の問題でした。

「動く、楽しむ、喜ばす、感謝する」の四つの要素が私の得た生き方の原点です。それは期せずしてＷＨＯの身体的、精神的、社会的、超越的なウェルビーイングに対応しています。一方、世の中にはこの道一筋という人びとがたくさんいます。絵画や音楽などの芸術家、宗教家、科学者などには、それぞれの生きがいがあります。手指がリウマチ性障害におかされても、手首に絵筆をくくりつけて絵を描き続けたルノアールのような画家もいます。

　しかしまた現在の社会にはたくさんの介護を要する高齢者がいます。余命いくばくもないがん、思うように動けない脳卒中後遺症、寝たきりで廃用症候群となった骨折患者、意思の疎通を欠いた認知症、こうした人たちは健康長寿とは無縁のように思われます。どのように生きたらよいのでしょうか。

　私は程度の差があっても要介護者はやはり「動く、楽しむ、喜ばす、感謝する」の四原則で生きることを勧めます。どんな境遇にあっても前向きに生きることが人生を明るいものにするのです。ここから生きていることの喜びが出ると思います。

　令和三年三月、私は九十二歳の誕生日を迎えました。視力、聴力、歩行力は目にみえて落ちています。しかし身体にさしたる病いはありません。緩下剤を買って飲んでいる以外には、薬もサプリメントも飲んます。医師にかかるのは年に一回の健康診断のみです。日誌を毎日つけています。こうした書物も書いています。

以上から私は年齢の割には健康ではないかと自負しています。「健康長寿の道を歩んで」という表題をつけたのもこのためです。私はたくさんの人に健康長寿の道を歩いていただきたいのです。莫大な高齢者医療費の節減に寄与するところが大きいと信じています。

この書が、人生の終わりをよく生きるための一助になれば、幸いと思っています。

参考資料

第一章

小澤利男「高齢者の総合機能評価法」『日本老年医学会雑誌、一九九八、三五』

冲中重雄『医師と患者』東京大学出版会、一九六五年

小川洋子／河合隼雄『生きるとは、自分の物語をつくること』新潮文庫、二〇一一年

河合隼雄『「老いる」とはどういうことか』講談社＋α文庫、一九九七年

第二章

小澤利男『「長生き病」を考える』東京図書出版、二〇一二年

小澤利男『老年医学の先駆者たち』ライフ・サイエンス、二〇〇六年

若月俊一『村で病気とたたかう』岩波新書、一九七一年

小澤利男『老年医学と老年学』ライフ・サイエンス、二〇〇九年

小澤利男監修／臨床血圧脈波研究会編「新しい血圧測定と脈波解析マニュアル」『メジカルビュー』医歯薬出版、二〇〇八年

小澤利男監修／臨床血圧脈波研究会編「医学のあゆみ　ロコモティブシンドローム」『メジカルビュー』医歯薬出版、二〇一一年　二三六巻　五号

光岡知足『腸内細菌の話』岩波新書　一九七八年

ルネ・デカルト、三宅徳嘉／小池健男訳『方法叙説』白水ブックス、二〇〇五年

アントニオ・ダマシオ、田中三彦訳『デカルトの誤り　情動、理性、人間の脳』ちくま学芸文庫、二〇一〇年

小澤利男、江藤文夫、高橋龍太郎編『高齢者の生活機能評価ガイド』医歯薬出版、一九九九年

審良静男、黒崎　博『新しい免疫入門　自然免疫から自然炎症まで』ブルーバックス、二〇一四年

デヴィッド・スノウドン、藤井留美訳『100歳の美しい脳　アルツハイマー病解明に手をさしのべた修道女たち』ＤＨＣ、二〇〇四年

Ｗ・Ｂ・キャノン、舘鄰／舘澄江訳『からだの知恵　この不思議なはたらき』講談社学術文庫、一九八一年

ＮＨＫスペシャル取材班『老衰死　大切な身内の穏やかな最期のために』講談社、二〇一六年

坂本哲也「心臓突然死を防ぐために」『学士会報』九四五号、二〇二〇年-Ⅳ　六三—七五
エレン・ランガー、桜田直美訳『ハーバード大学教授が語る「老い」に負けない生き方』アスペクト、二〇一一年
Ｊ・ダイアモンド／Ｐ・クルーグマン、Ｌ・グラットン、Ｍ・テグマーク／Ｓ・ピンカー／Ｓ・ギャロウェイ、大野和基編『コロナ後の世界』文春新書、二〇二〇年
鈴木隆雄『超高齢社会の基礎知識』講談社現代新書、二〇一二年

第三章

夏目漱石『思い出す事など』岩波文庫、一九八六年
森　鷗外『妄想』岩波文庫、一九四一年
正岡子規『病牀六尺』岩波文庫、一九八四年
正岡子規『墨汁一滴』岩波文庫、一九八四年
湯川秀樹『旅人　ある物理学者の回想』角川ソフィア文庫、二〇一一年
多田富雄『免疫の意味論』青土社、一九九三年
多田富雄『生命の意味論』新潮社、一九九七年
多田富雄『寡黙なる巨人』集英社文庫、二〇一〇年
ダニエル・ディヴィス、久保尚子訳『美しき免疫の力—人体の動的ネットワークを解き明かす』ＮＨＫ出版、二〇一八年
エピクロス、出　隆／岩崎允胤訳『エピクロス—教説と手紙』岩波文庫、一九五九年
ルクレティウス、樋口勝彦訳『物の本質について』岩波文庫、一九六一年
エッカーマン、山下　肇訳『ゲーテとの対話』上・中・下、岩波文庫、一九六八〜六九年
オリガ・メチニコワ、宮下義信訳『メチニコフの生涯』上・下、岩波新書、一九三九年
アラン、神谷幹夫訳『幸福論』岩波文庫、一九九八年年
アンドレ・モーロア、中山眞彦訳『私の生活技術』講談社、一九七八年
弓場隆訳『アインシュタインの言葉』エッセンシャル版、ディスカヴァー・トゥエンティワン、二〇一五年
山田克哉『ゼロからわかるアインシュタインの発見』講談社現代新書、二〇〇六年
茂木健一郎『アインシュタインと相対性理論がよくわかる本』ＰＨＰ研究所、二〇一六年
金谷　治訳注『論語』岩波文庫、一九六三年

宮崎市定『現代語訳 論語』岩波現代文庫、二〇〇〇年
桑原武夫『論語』筑摩書房、一九八五年

第四、五章

エリザベス・ブラックバーン／エリッサ・エペル、森内薫訳『細胞から若返る！ テロメア・エフェクト 健康長寿のための最強プログラム』ＮＨＫ出版、二〇一七年
広瀬信義『人生は80歳から 年をとるほど幸福になれる「老年的超越」の世界』毎日新聞出版、二〇一五年
アンダース・ハンセン、御舩由美子訳『一流の頭脳』サンマーク出版、二〇一八年
Ｅ・Ｈ・エリクソン／Ｊ・Ｍ・エリクソン、村瀬孝雄、近藤邦夫訳『ライフサイクル、その完結』増補版、みすず書房、二〇〇一年
ヘルマン・ヘッセ、Ｖ・ミヒュルス編、岡田朝雄訳『人は成熟するにつれて若くなる』草思社、一九九五年
増井幸恵『「老年的超越」の心理学 話が長くなるお年寄りには理由がある』ＰＨＰ研究所、二〇一四年
懐弉編、山崎正一校注『正法眼蔵随聞記』講談社文庫、一九七二年
トーマス・マン、山崎章甫訳『講演集 ゲーテを語る』岩波文庫、一九九三年
山本有三『心に太陽を持て』新潮文庫、一九八一年
村上陽一郎『死ねない時代の哲学』文春新書、二〇二〇年
水島昇『細胞が自分を食べるオートファジーの謎』ＰＨＰサイエンス・ワールド新書、二〇一一年
スティーブン・ホーキング、青木薫訳『ビッグ・クエスチョン〈人類の難問〉に答えよう』ＮＨＫ出版、二〇一九年
中屋敷 均『生命のからくり』講談社現代新書、二〇一四年
ＮＨＫスペシャル取材班『百寿者の健康の秘密がわかった 人生１００年の習慣』講談社、二〇一八年
松下哲『なぜ、どのようにわれわれは老化するか 要介護は体内エコロジー』かまくら春秋社、二〇一三年
Ｋ・Ｋ・キューブラ／Ｐ・Ｈ・ベリー／Ｄ・Ｅ・ハイドリッヒ、鳥羽研二監訳『エンドオブライフ・ケア 終末期の臨床指針』医学書院、二〇〇四年
デビッド・Ａ・シンクレア／マシュー・Ｄ・ラプラント、梶山あゆみ訳『LIFESPAN：老いなき世界』東洋経済新報社、二〇二〇年

索引

あ行

か行

さ行

た行

な行

は行

ま行

や行

ら行

わ行

索引凡例

1. この索引は、「はじめに、本文、あとがき」を対象としています。
2. 健康長寿という用語は、本書を一貫するキーワードなので、見出し語となっていません。
3. 索引の作成に当たっては、藤田節子『本の索引の作り方』（地人書館、二〇一九）に準拠しています。

〈著者紹介〉
小澤利男（おざわ としお）
1929年東京都生まれ。東京大学医学部医学科卒業後、東京大学医学部老年病学教室助教授、高知医科大学（現高知大学医学部）教授、東京都老人医療センター(現東京都健康長寿医療センター）院長を歴任。主な著者に『老年医学の先駆者たち』『老年医学と老年学』『「長生き病」を考える　老年医学の道を歩んで』『健康長寿を先人に学ぶ』などがある。

健康《けんこう》長寿《ちょうじゅ》の道《みち》を歩《あゆ》んで

2021年7月7日　第1刷発行

著　者　小澤利男
発行人　久保田貴幸

発行元　株式会社 幻冬舎メディアコンサルティング
〒151-0051　東京都渋谷区千駄ヶ谷4-9-7
電話　03-5411-6440(編集)

発売元　株式会社 幻冬舎
〒151-0051　東京都渋谷区千駄ヶ谷4-9-7
電話　03-5411-6222(営業)

印刷・製本　シナジーコミュニケーションズ株式会社
装　丁　江草英貴

検印廃止

ISBN 978-4-344-93546-4 C0095
幻冬舎メディアコンサルティングHP
http://www.gentosha-mc.com/